Rogan Taboko Nyenti

Barreiras à aceitação dos serviços de VIH/ SIDA por parte das trabalhadoras do sexo

Rogan Taboko Nyenti

Barreiras à aceitação dos serviços de VIH/ SIDA por parte das trabalhadoras do sexo

ScienciaScripts

Cover image: www.ingimage.com

This book is a translation from the original published under ISBN 978-3-659-77619-9.

Publisher:
Sciencia Scripts
is a trademark of
Dodo Books Indian Ocean Ltd. and OmniScriptum S.R.L publishing group

120 High Road, East Finchley, London, N2 9ED, United Kingdom
Str. Armeneasca 28/1, office 1, Chisinau MD-2012, Republic of Moldova, Europe
Printed at: see last page
ISBN: 978-620-8-08770-8

Dedicação

Esta tese é dedicada à minha mulher, Fomou Taboko Ruth, e aos meus filhos, Bennis, Remmey-Chris e Ayuk-nge. O vosso encorajamento contínuo, as vossas orações e o vosso amor constante fizeram-me continuar.

Agradecimentos

Estou muito grato à Direção-Geral da Cooperação para o Desenvolvimento da Bélgica pelo generoso patrocínio que me permitiu estudar no ITM, em Antuérpia.
Muito obrigado à equipa de coordenação do curso do MPH pela excelente organização e gestão do curso. A minha gratidão a todo o corpo docente pelo rico conteúdo dos seus contributos.
Estou grato ao meu orientador de tese pelo seu apoio, simpatia e orientação durante todo o processo desta tese.
Um agradecimento especial aos meus colegas e à Dra. Gladys Tayong. Incentivou-me a frequentar este curso e agiu prontamente para fornecer as informações de que necessitei ao longo dos meus estudos, aos Educadores de Pares do Drop-In-Center e a Lizette G. pela edição da tese.

Resumo

As trabalhadoras do sexo (FSWs) têm sido consideradas como estando em alto risco de infeção pelo VIH em quase todos os contextos em que foram estudadas, mas apenas cerca de uma em cada três FSWs na África Subsariana recebe serviços adequados de prevenção do VIH, e ainda menos tem acesso a tratamento, cuidados e apoio ao VIH. Nos Camarões, a epidemia é generalizada, com uma prevalência de VIH de 4,3% na população geral dos 15-49 anos. No entanto, a prevalência do VIH entre as prostitutas é muito mais elevada, estimada em 36,8%. Os factores estruturais contribuem para a vulnerabilidade das TSF ao VIH, tais como a criminalização, a estigmatização e o carácter oculto do trabalho sexual nos Camarões. O Programa de Prevenção do VIH/SIDA (HAPP) presta serviços de prevenção e tratamento do VIH às TSF e aos seus clientes em cinco regiões dos Camarões. O programa foi financiado pela USAID a partir de 2011 e está em curso. Com o aumento da escala do HAPP nos Camarões, é essencial garantir que as intervenções estão a ser prestadas às populações que necessitam de serviços. Nesta perspetiva, o estudo de caso foi realizado no local de implementação do HAPP em Bamenda, nos Camarões.
O primeiro objetivo deste estudo era avaliar a cobertura e a utilização dos serviços para trabalhadores do sexo e identificar os obstáculos a uma boa cobertura dos serviços no projeto HAPP de Bamenda, nos Camarões. O segundo objetivo era propor possíveis soluções para ultrapassar os obstáculos.
Os relatórios de rotina do programa foram utilizados para uma análise exaustiva dos

indicadores de resultados do projeto HAPP, incluindo os números absolutos e as proporções de um ou de uma combinação de serviços prestados às FSW a partir do pacote mínimo de serviços do HAPP. Estes serviços incluem a distribuição de preservativos, a educação para a saúde, o aconselhamento e o teste do VIH com ligação à unidade de tratamento das IST e do VIH. . Além disso, foi efectuado um estudo qualitativo, utilizando a estrutura do modelo ecológico social modificado (MSEM), foram recolhidos dados qualitativos para compreender melhor alguns resultados dos relatórios do programa. Foi utilizado um questionário semi-estruturado com um guia de entrevista para explorar as razões auto-relatadas para a baixa adesão das FSW aos serviços, através de discussões em grupos de discussão e entrevistas aprofundadas com FSW e informadores-chave. Após a codificação, foram selecionados temas para análise posterior.

A nossa análise dos dados de rotina do programa mostrou que o HAPP atingiu uma cobertura superior ao objetivo (80%) nos dois anos seguintes à implementação. Isto deveu-se ao facto de o HAPP ter utilizado uma estimativa subestimada do tamanho da população de FSW (3040 FSW) em Bamenda. Relativamente à ferramenta de recolha de dados, alguns dos educadores de pares demitiram-se porque não conseguiam compreender as ferramentas, o que também afectou os resultados do programa. Descobrimos que, enquanto a visita das FSW ao centro de acolhimento estava a aumentar ao longo dos anos, as visitas aos serviços de IST no centro de saúde parceiro estavam a diminuir. Além disso, o número de preservativos distribuídos não era proporcional ao número de TSF contactadas através da educação pelos pares. A proporção de MSF que fizeram o teste de VIH era muito baixa em 2011, mas aumentou ao longo dos anos. Entre as 118 FSW com teste de VIH positivo, apenas 25% permaneceram nos cuidados com carga viral suprimida. A cascata de tratamento do VIH mostrou que uma elevada proporção de FSW foi desligada dos cuidados em cada nível da cascata.

Através dos métodos qualitativos, foram comunicados muitos obstáculos à fraca utilização dos serviços. A atitude negativa dos prestadores de cuidados de saúde em relação às FSW na clínica foi mencionada como uma barreira importante aos serviços. Muitas FSW referiram as taxas de utilização e os constrangimentos económicos como outras barreiras, porque os custos de transporte para a clínica e outras despesas associadas ao tratamento do VIH não são cobertos pelo HAPP. A maior parte delas referiu a questão da revelação do estatuto, da estigmatização e da discriminação, que é agravada pelo assédio frequente a nível comunitário. A falta de stock de medicamentos anti-retrovirais foi referida no centro de tratamento como um dos principais obstáculos à adesão.

Uma análise mais aprofundada das barreiras ao acesso aos serviços e à retenção nos cuidados de saúde demonstrou que a elevada carga de trabalho é uma das razões que explicam a fraca relação entre o prestador e o assistente social no centro de saúde parceiro. Outro motivo para as elevadas taxas de desgaste é o fraco sistema de encaminhamento existente entre o centro de acolhimento HAPP e o centro de saúde parceiro. É necessário um sistema de encaminhamento mais forte do centro de acolhimento para os serviços de tratamento. Deve ser desenvolvida uma ligação forte entre o Centro de Acolhimento HAPP e os centros de saúde que fornecem tratamento clínico e TAR. Isto é particularmente necessário porque as OBC não estão atualmente autorizadas a fornecer serviços de tratamento do VIH nos Camarões.

Em conclusão, as barreiras enfrentadas pelas FSW podem levar a uma baixa adesão aos serviços de prevenção, cuidados e apoio ao VIH, mesmo quando estes serviços são prestados gratuitamente. Isto afectará não só os resultados de cada TSF, mas também trará consequências para a comunidade, aumentando a transmissibilidade do VIH.

ÍNDICE DE CONTEÚDOS:

Lista de abreviaturas

AIDS	Acquired Immune Deficiency Syndrome
ART	Antiretroviral Therapy
ARV	Antiretroviral
CD4	Cluster of Differentiation 4
CBO	Community Based Organization
CMWA	Cameroon Medical Women Association
DIC	Drop-In-Center
FSW	Female Sex Workers
HIV	Human Immune Deficiency Virus
HAPP HIV/AIDS	Prevention Program in Cameroon
HPTN HIV	Prevention Trials Network
KI	Key Informants
MSEM	Modified Social Ecological Model
MOH	Ministry of Health
NACC	National AIDS Control Committee
NACP	National AIDS Control Programme
NGO	Non-Governmental Organization
OVP	Other Vulnerable Persons
PEP	post-exposure prophylaxis
PEPFAR	President Emergency Plan for AIDS Reliefs
PLHIV	Person Living With HIV
PPT	Periodic Presumptive Treatment
RACC	Regional AIDS Control Committee
RTG	Regional Technical Group for HIV
UNAIDS	Joint United Nations Programme on HIV/AIDS
USAID	United States Agency for International Development
WHO	World Health Organization

CAPÍTULO 1

1 Introdução e justificação

1.1 Epidemiologia do VIH

Desde o início da epidemia de VIH, quase 75 milhões de pessoas foram infectadas com o VIH e cerca de 36 milhões de pessoas morreram de SIDA (1). A nível mundial, 35,3 milhões [32,2-38,8 milhões] de pessoas viviam com o VIH no final de 2012. A África Subsariana continua a ser a mais gravemente afetada, com quase 1 em cada 20 adultos infectados e representando 71% das pessoas que vivem com o VIH em todo o mundo (1)

Apesar de se ter verificado uma redução de 30% nas novas infecções entre adultos desde 2001 a 2012 (o que representa principalmente uma redução da transmissão sexual), esta tendência tem de ser acelerada para se atingir o objetivo da ONUSIDA para 2015 de reduzir em 50% as novas infecções pelo VIH (2). Em grande parte do mundo, as epidemias de VIH concentram-se em grupos de alto risco, como os trabalhadores do sexo e os homens que praticam sexo com homens (2). No entanto, nos casos em que as epidemias de VIH ocorrem nas populações em geral, em grande parte na África Subsariana, estas populações-chave podem ainda ter encargos muito elevados com a doença em comparação com outras (3-4).

1.2 Impacto da prevenção do VIH e do tratamento antirretroviral (TARV) em Populações-chave (PK)

A importância do envolvimento precoce nos cuidados de saúde e do início atempado da terapia antirretroviral (TARV) é globalmente registada como uma estratégia que contribui para a redução da falha virológica, a redução das infecções oportunistas e a melhoria da sobrevivência a longo prazo. Estas estratégias são eficazes em termos de custos e melhoram a qualidade de vida com uma mortalidade reduzida (5-7).

Um grande ensaio clínico, o HIV Prevention Trials Network (HPTN) 052, demonstrou que o tratamento como prevenção pode ser uma estratégia importante para evitar a transmissão do VIH em casais discordantes. (8).

No entanto, a generalização a diferentes populações, como as populações-chave, ainda tem de ser explorada (9). Além disso, a fraca adesão aos cuidados de saúde por parte dos doentes infectados pelo VIH terá resultados negativos para o indivíduo e constituirá igualmente um desafio que compromete a técnica de testar e tratar para prevenir a transmissão do VIH (10).

Houve grandes exemplos do impacto das actividades de prevenção do VIH entre as PC na população em geral em tipos concentrados da epidemia de VIH. Um estudo sobre a relação custo-eficácia que utilizou um modelo matemático transmitiu uma mensagem de força: uma redução de 36% das infecções cumulativas pelo VIH na população em geral até 2015 na Índia, através de uma intervenção orientada para as FSW (11). Na

Tailândia, uma campanha bem sucedida de utilização de 100% de preservativos dirigida às FSW e aos seus clientes inverteu a epidemia para um tipo concentrado (12).

1.3 VIH/SIDA e trabalho sexual

As trabalhadoras do sexo são uma das populações-chave mais afectadas pelo VIH desde o início da epidemia. Já em 1985, 62% das trabalhadoras do sexo em Nairobi, no Quénia, estavam infectadas pelo VIH (13) e, em 1988, em Kinshasa, na República Democrática do Congo, 35% das "femmes' libres" apresentavam resultados positivos no teste do VIH (14). No final da década de 1980 e no início da década de 1990, foram encontradas taxas de prevalência do VIH de 88% e 89% entre as trabalhadoras do sexo em Butare, no Ruanda, e em Abidjan, na Costa do Marfim, respetivamente (15-16). No entanto, em 2012, um estudo realizado na mesma clínica de trabalhadores do sexo em Abidjan revelou uma prevalência de VIH de 50% entre os trabalhadores do sexo masculino (17). Um estudo recente realizado nos Camarões mostrou que a prevalência do VIH nas TSF atinge 26,4%, (IC 95%, 23,6-29,2)(18).

De acordo com uma meta-análise recente realizada entre 2007 e 2011, a prevalência global do VIH entre as trabalhadoras do sexo em todas as regiões do mundo foi de 11,8%, com uma variação notável por região, que reflecte as taxas de antecedentes do VIH.(19) A prevalência mais elevada do VIH verificou-se na África Subsariana (36,9%), seguida da Europa Oriental (10,9%), da América Latina e das Caraíbas (6,1%) e da Ásia (5,2%); a taxa mais baixa verificou-se no Médio Oriente e no Norte de África (1,7%) (Figura: 1), (19).

Tanto em epidemias concentradas como em epidemias generalizadas, a prevalência do VIH é consideravelmente mais elevada entre os trabalhadores do sexo do que na população em geral (19-22).

Figura 1: Mapa da prevalência do VIH entre as trabalhadoras do sexo em países de baixo e médio rendimento, incluindo dados de 2007-11, categorizados por prevalência do VIH e estimativas agrupadas da prevalência do VIH por região

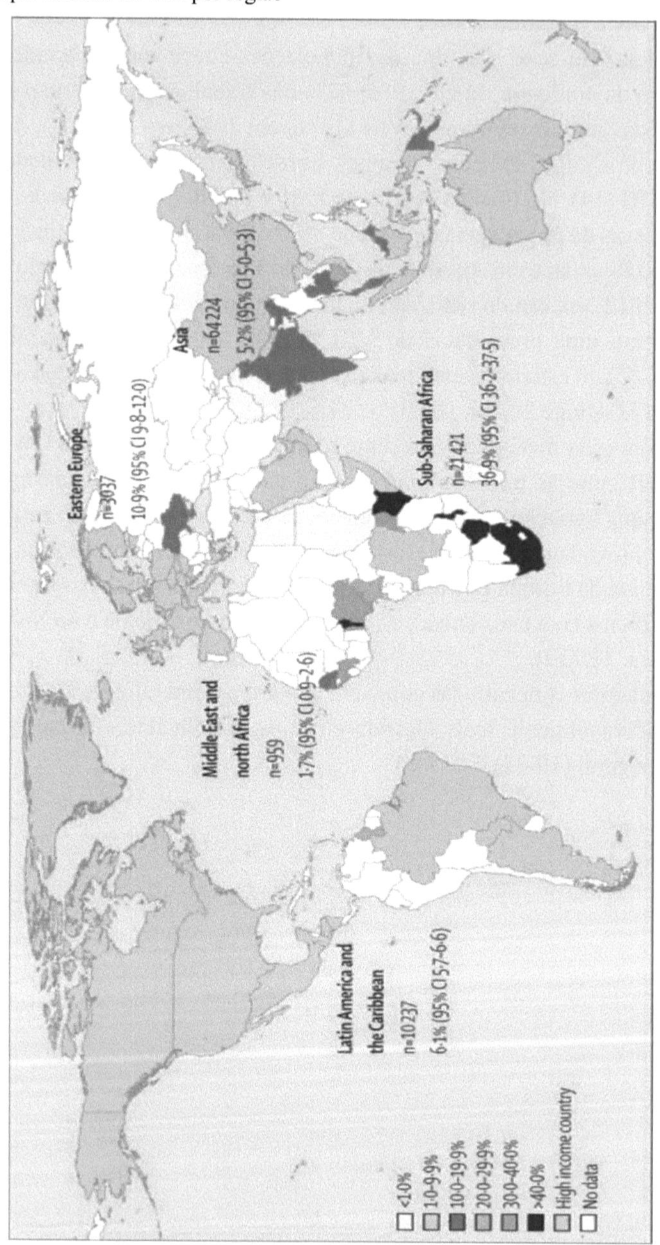

(Fonte: Baral et al 2012)

A transmissão do VIH e de outras infecções sexualmente transmissíveis (IST) são ameaças importantes relacionadas com o trabalho sexual. Os clientes podem infetar os trabalhadores do sexo, que podem transmitir a infeção a outros clientes e destes aos seus parceiros sexuais. Assim, a prevenção da infeção entre os trabalhadores do sexo tem o potencial de melhorar a saúde de cada um deles, bem como de abrandar a transmissão do VIH e das IST entre populações mais vastas.

1.4 Resposta à epidemia

As intervenções eficazes junto dos trabalhadores do sexo são uma componente importante das estratégias globais de prevenção e tratamento do VIH. Existem amplas provas de que os programas de prevenção do VIH orientados para a redução da transmissão da infeção pelo VIH/DST entre os trabalhadores do sexo são viáveis e eficazes (16, 23-25). No entanto, muitos destes programas têm tido um impacto limitado na dinâmica da transmissão do VIH, simplesmente porque são implementados a uma escala tão pequena e localizada que não atingem a maioria dos trabalhadores do sexo. Abordar esta "lacuna de prevenção" é um dos maiores desafios para a prevenção do VIH entre os trabalhadores do sexo (26). No entanto, as intervenções estruturais, a mudança de políticas ou a capacitação dos trabalhadores do sexo demonstraram reduzir a prevalência do VIH e de outras IST (27). Uma análise sistemática recente sobre a prevenção do VIH em contextos de trabalho sexual na África Subsariana concluiu que existem provas suficientes para demonstrar a eficácia de intervenções orientadas para as prostitutas e recomendou que se concentrasse a atenção no aumento do acesso ao teste do VIH e à terapia antirretroviral nesta população (19).
A ONUSIDA estima que menos de 50% dos trabalhadores do sexo em todo o mundo estão abrangidos por programas de prevenção do VIH em curso (28). Apenas cerca de uma em cada três TSF na África Subsariana recebe serviços adequados de prevenção do VIH (28), e ainda menos tem acesso a tratamento, cuidados e apoio em matéria de VIH (29).

1.5 Magnitude do problema

Em muitos lugares, os trabalhadores do sexo são altamente vulneráveis ao VIH e a outras infecções sexualmente transmissíveis (IST) devido a múltiplos factores, incluindo um grande número de parceiros sexuais, condições de trabalho inseguras e barreiras à negociação do uso consistente de preservativos (19). Além disso, os trabalhadores do sexo têm frequentemente pouco controlo sobre estes factores devido à marginalização social e a ambientes de trabalho criminalizados. O consumo de álcool, drogas e violência em alguns contextos pode exacerbar ainda mais a sua vulnerabilidade e risco (30).
Embora em muitos contextos tenham sido identificadas numerosas barreiras. Conhecimentos inadequados sobre a transmissão do VIH, um longo período de tempo

para mudar a atitude para práticas mais seguras e obstáculos à prática de sexo seguro, por exemplo, a violência e a pressão dos clientes, que aumentam a quantidade de dinheiro para o sexo sem preservativos com as TSF (31).

Com a agenda de intensificação do programa de prevenção do VIH/SIDA (HAPP) nos Camarões, é essencial garantir que as intervenções sejam realizadas junto das populações que necessitam de serviços.

O programa de prevenção do VIH/SIDA (HAPP) foi implementado para prestar serviços de prevenção a trabalhadoras do sexo (FSW) em Bamenda, nos Camarões. Uma análise exaustiva dos indicadores de resultados e dos obstáculos do projeto HAPP contribuirá com alguma informação adicional para os conhecimentos actuais sobre o acesso das FSW aos serviços e a ligação e retenção no tratamento do VIH.

CAPÍTULO 2

2 Objectivos do estudo

2.1 Objetivo geral

Identificar os obstáculos a uma boa cobertura dos serviços para os trabalhadores do sexo, incluindo a adesão dos trabalhadores do sexo aos serviços do projeto HAPP nos Camarões, e propor soluções.

2.2 Objectivos específicos

- Medir os indicadores de resultados do programa HAPP durante a fase de implementação 2011-2013 em Bamenda, Camarões.
- Explorar as razões que as trabalhadoras do sexo declararam para a baixa utilização dos serviços em Bamenda, Camarões.
- Propor intervenções que reduzam os obstáculos à utilização dos serviços pelos clientes.

CAPÍTULO 3

3 Antecedentes

3.1 Perspetiva

Este estudo é feito a partir das reflexões de toda a equipa do Drop-In-Center (DIC) e dos educadores de pares que trabalham com a Cameroon Medical Women Association, Bamenda, Camarões.

A primeira parte desta tese analisará os resultados do programa HAPP, os dados de rotina recolhidos pelos educadores de pares, assistentes sociais, conselheiros psicossociais e o centro de saúde parceiro. A segunda parte deste estudo irá explorar as barreiras sentidas pelas FSW no acesso aos serviços em Bamenda, através de um estudo qualitativo. O centro de acolhimento presta serviços de prevenção do VIH às FSW com tratamento do VIH e das IST através de um modelo de prestação de serviços do centro de saúde parceiro de referência. Esta tese baseia-se no período de atuação de 2011 a 2013.

A minha própria experiência pessoal como Oficial de Mobilização Comunitária (OCM) e como Coordenadora do DIC desde 2011, na supervisão e coordenação de actividades com educadores de pares e partes interessadas chave, será útil para analisar os resultados.

3.2 Contexto

3.2.1 Panorama dos Camarões

Os Camarões têm uma superfície de cerca de 475 000 km^2 e uma população estimada em 21 129 878 habitantes, com cerca de 48% desta população a viver em zonas urbanas (32-33). No entanto, existe uma elevada taxa de desemprego de 30% e 48% da população vive abaixo do limiar de pobreza.

O PIB aumentou de 23,6 mil milhões de dólares em 2009 para 25,32 mil milhões de dólares em 2012 (34).

Existe um enorme défice de recursos para a saúde. O país tem uma elevada taxa de fertilidade de 4 nados vivos por mulher, com uma taxa de mortalidade materna de 782/100 000 nados vivos e uma taxa de mortalidade de menores de 5 anos de 122/1000 nados vivos (34). A esperança de vida é de cerca de 53 anos. 43% da população tem entre 15 e 49 anos (32).

3.2.2 Carga de VIH nos Camarões Prevalência na população em geral

Os primeiros casos de VIH foram observados nos Camarões em 1985. A transmissão do VIH ocorre principalmente por via heterossexual, sendo as mulheres responsáveis por mais de 60% do fardo da infeção (33). A prevalência do VIH foi de 4,3% em 2011, com grandes disparidades regionais, variando entre 1,2% no Extremo Norte e 7,2% na Região Sul (35). (Figura 2)

Figura 2: Prevalência do VIH nos Camarões por região

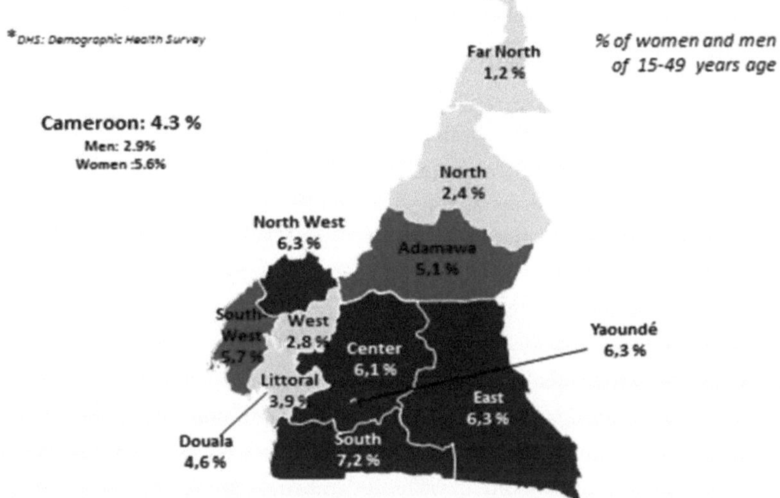

Fonte: Inquérito Demográfico e de Saúde dos Camarões 2011

Existe também uma disparidade acentuada nas taxas de VIH entre homens e mulheres: as mulheres continuam a ser as mais afectadas pela pandemia, com uma prevalência de 5,6% contra 2,9% para os homens (Figura: 6), tendo as mulheres da Região Noroeste uma prevalência de 7,6%

Figura 3: Prevalência do VIH por sexo e região

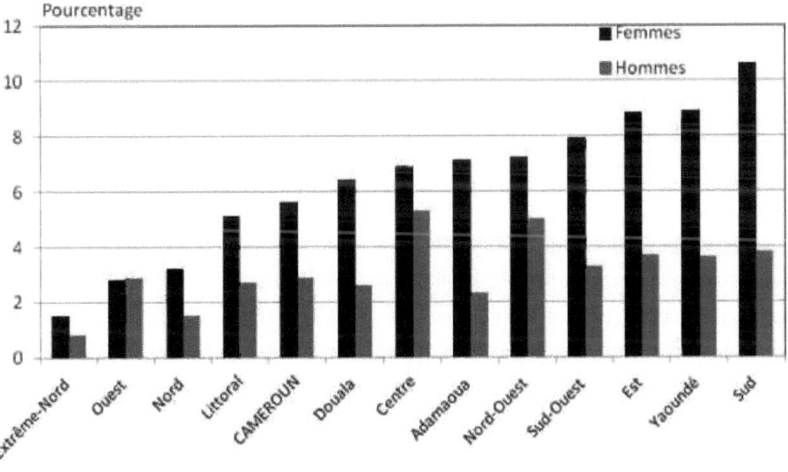

Prevalência em grupos de alto risco

Apesar da recente diminuição da prevalência do VIH na população em geral, que passou de 5,5% em 2004 para 4,3% em 2011 (35), os Camarões continuam a figurar na lista dos países com a maior prevalência global de VIH na África Ocidental e Central (2). Infelizmente, registou-se um aumento em certos subgrupos de alto risco da população. A prevalência do VIH nos profissionais do sexo aumentou de 26,4% em 2004 para 36,8% em 2011 (33), enquanto um inquérito realizado em 2009 revelou que a prevalência nos homens que praticam sexo com homens era de 35% (33). A prevalência do VIH também se mantém relativamente elevada entre as mulheres grávidas (7,6%) e os camionistas de longo curso (16,2%).

Factores determinantes da epidemia de VIH nos Camarões

Apesar de todos os esforços envidados para travar a expansão da epidemia, continuam a registar-se novas infecções. Muitos factores contribuem para a rápida expansão do VIH nos Camarões, incluindo

Factores comportamentais

A existência de múltiplos parceiros simultâneos, um dos principais factores da epidemia de VIH, é uma prática comum nos Camarões. As IST não tratadas, muitas vezes assintomáticas, aumentam o risco de transmissão. A utilização reduzida e incoerente de preservativos também coloca a população em risco (36).

Falta de conhecimentos e de informação

Nos Camarões, o sexo e outras questões de saúde reprodutiva raramente são discutidos nas famílias. A intervenção de prevenção do VIH entre os jovens centra-se na abstinência e a informação sobre a utilização de preservativos é geralmente mal recebida pelas autoridades religiosas, pelas autoridades escolares e pelos pais. Este facto limita o acesso a estes serviços.

Pobreza e questões de género

Devido ao elevado nível de desemprego, as mulheres jovens de baixo estatuto socioeconómico são forçadas a praticar sexo transacional em troca de dinheiro, comida ou abrigo. As normas socioculturais colocam as mulheres numa situação em que lhes falta poder para tomar certas decisões, como negociar sexo seguro.

3.2.3 A resposta nacional ao VIH/SIDA

O Governo dos Camarões (GRC) estimou que havia aproximadamente 500.000 pessoas vivendo com VIH (PVHIV) em 2012, entre as quais 233.966 eram elegíveis para terapia antirretroviral (TARV). No final de 2012, o Governo colocou 121.000 PVHIV em TARV, o que representa uma cobertura de 52%. Com uma média de 34.754 novas infecções pelo VIH por ano (33), o Comité Nacional de Controlo da SIDA (NACC) previu 557.327 PVHIV até 2015 e 350.000 crianças afectadas pela SIDA até 2020.

A coordenação da resposta ao VIH

A evolução da epidemia generalizada de VIH nos Camarões levou à criação do Programa Nacional de Controlo do VIH (PNCT) na década de 1990. Devido a um bom compromisso político, o VIH foi considerado uma prioridade nacional e o Comité Nacional de Controlo da Sida (NACC) foi criado em 1998. O NACC era composto por muitos sectores, sendo os seguintes considerados prioritários: o sector da saúde, o sector da educação e o sector social. É responsável pela coordenação e implementação do programa VIH/SIDA em colaboração com outros parceiros nacionais e internacionais. A resposta ao VIH parte do Comité Nacional de Luta contra a SIDA e tem lugar a todos os três níveis do sistema de saúde. Tanto o NACC como o seu órgão executivo, denominado grupo técnico central, estão descentralizados em 10 Comités Regionais de Controlo da SIDA.

Plano estratégico nacional de resposta ao VIH

Para além da implementação de planos de emergência a curto prazo para combater o VIH no final da década de 1980, o NACC implementou dois planos estratégicos (2000-2005 e 2006-2010). O primeiro plano estratégico de 2000-2005 centrou-se na prevenção do VIH, na gestão de casos, na investigação e na coordenação. O segundo plano, de 2006 a 2010, reforçou a parceria para além do enfoque do plano anterior. O plano estratégico de terceira geração, de 2011-2015, está em curso com os seguintes 8 eixos estratégicos:

- Melhoria da prevenção do VIH e das infecções sexualmente transmissíveis (IST)
- Melhoria do acesso aos cuidados e tratamentos;
- Apoio e proteção de PVHIV, COV e outras pessoas afectadas;
- Melhoria da colaboração entre os sectores público, privado e não governamental;
- Governação e reforço dos sistemas de saúde (HSS);
- Reforço dos sistemas comunitários;
- Informação estratégica; e
- Coordenação de actividades entre (e dentro de) agências governamentais, parceiros e regiões.

A fim de implementar o eixo estratégico, os dois primeiros foram identificados como intervenções prioritárias para populações-chave; as FSW foram recentemente listadas como um grupo prioritário neste plano "Plano Estratégico Nacional para o VIH, SIDA e IST: 2011-2015", juntamente com objectivos que incluem o reforço dos programas de prevenção do VIH e o reforço da capacidade dos serviços de saúde para o VIH que servem as FSW (33).

3.2.4 Trabalhadoras do sexo nos Camarões

Nos Camarões, a prevalência do VIH entre as TSF é de 36,8% (33). A Figura 7 ilustra a prevalência do VIH entre as prostitutas por regiões e por departamentos, com uma prevalência de VIH que varia entre 25% e 50%. O trabalho sexual é ilegal nos Camarões.

A prostituição e o aliciamento são penalizados pelo artigo 343.º do Código Penal dos Camarões, que prevê penas de prisão de seis meses a cinco anos e multas que variam entre 20 000 CFA e 500 000 CFA (39-976 USD $). Este facto marginaliza ainda mais estas mulheres e torna-as mais vulneráveis ao VIH, uma vez que operam em locais escondidos, difíceis de alcançar pelas estratégias de prevenção do VIH.

Figura 4: Prevalência do VIH entre os trabalhadores do sexo por regiões e pela capital de cada região nos Camarões

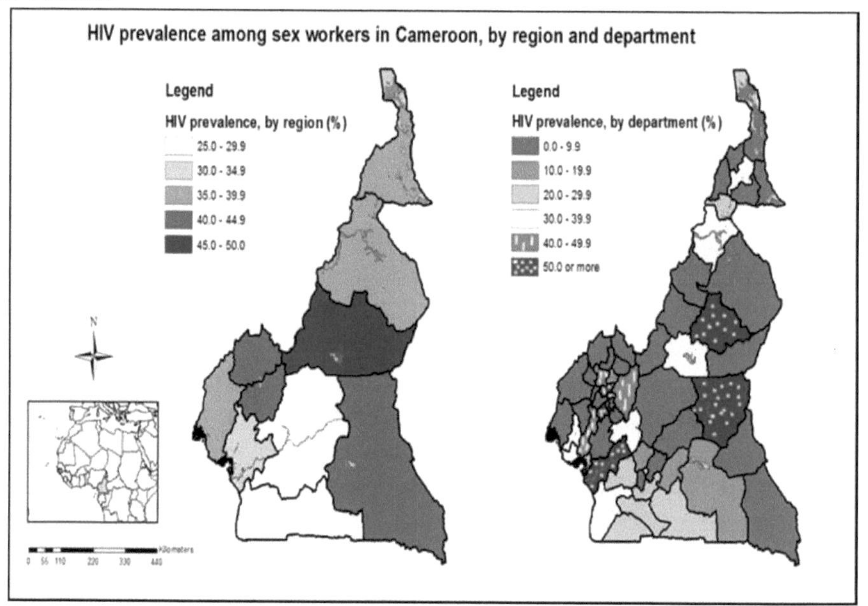

Fonte: NACC 2009

As informações do Plano Estratégico Nacional 2011-2015 revelaram que se estima em 18 000 o número de trabalhadores do sexo nos Camarões que operam em vários tipos: na rua, em clubes noturnos, hotéis, motéis, bares e casas. Embora faltem informações para documentar o fardo do VIH entre os trabalhadores do sexo, vários estudos descritivos realizados nos Camarões descrevem as caraterísticas desta população específica.

3.2.4.1 Caraterísticas das prostitutas infectadas pelo VIH

Vários estudos descritivos investigaram as caraterísticas das TSF infectadas pelo VIH nos Camarões (18, 37-38). Estes estudos foram efectuados entre 1987 e 2009 e incluíram amostras de dimensões muito diversas (entre 168 e 2260). A maior parte deles centrou-se nas cidades de Douala e Yaoundé.

As caraterísticas gerais das prostitutas infectadas pelo VIH nos Camarões são: jovens (principalmente com menos de 30 anos) (Figura 5) e baixo nível de instrução (Figura 6).

Figura 5: Prevalência do VIH entre as prostitutas por nível de instrução (1995, 2004 e 2009)

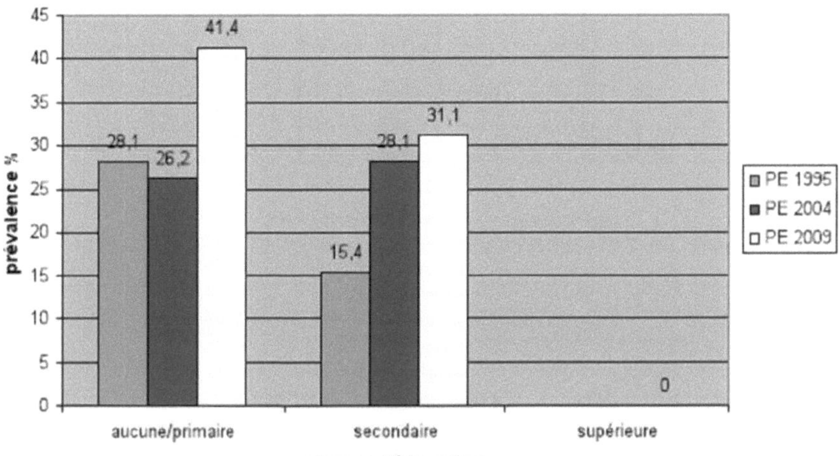

Figura 6: Prevalência do VIH entre as prostitutas por idade (1987, 1995 e 2009)

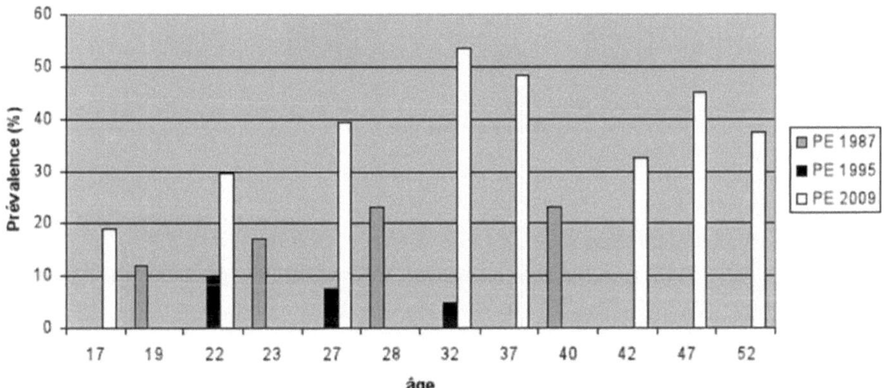

Fonte: Relatório não publicado de 2013 do NACC e do Banco Mundial

3.2.4. 2Factores de risco de infeção pelo VIH entre as prostitutas

Os riscos de contrair o VIH pelas TSF são numerosos. Os principais factores de risco são: utilização não consistente de preservativos (em 6 estudos), ser migrante (5 estudos), presença de IST (Figura 8) no momento do inquérito ou antes dele (4 estudos), ter um maior número de filhos (3 estudos), número e tipo de parceiros (3 estudos), baixos rendimentos (3 estudos), número de anos de trabalho sexual (2 estudos) (Figura 7).

Figura 7: Prevalência do VIH entre as prostitutas por duração do trabalho sexual (1987 e 1995)

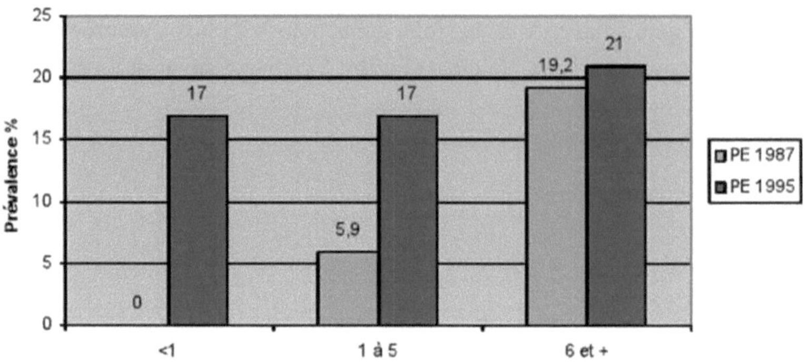

Figura 8: Prevalência do VIH entre as prostitutas em comparação com a presença de IST (1995, 2004 e 2009)

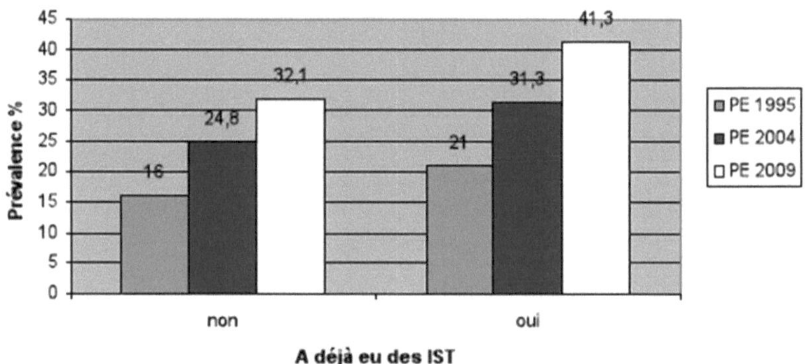

PE=Prevalence

Fonte: Relatório não publicado de 2013 do NACC e do Banco Mundial

A proporção de FSWS que fizeram o teste de VIH aumentou de 36% em 2004 para 82% em 2009. No inquérito de 2009, 64% das FSW fizeram o teste de VIH e recolheram os seus resultados, enquanto 18% delas nunca fizeram um teste de VIH. A situação das FSW nos Camarões é semelhante à de muitos outros países subsarianos, onde a prevalência estimada da infeção por VIH é de 36,9% (19).

CAPÍTULO 4

4 Descrição do programa de prevenção do VIH/SIDA (HAPP) nos Camarões

Para ultrapassar o desafio de uma epidemia heterogénea em rápido crescimento, impulsionada pelo sexo comercial, o HAPP assumiu a liderança na implementação, a partir de 2011, do maior programa de prevenção do VIH alguma vez implementado nos Camarões. O HAPP é o primeiro grande programa de prevenção do VIH dirigido a populações-chave nos Camarões. Trata-se de um programa de cinco anos (primeira fase de 2011-2015) financiado pela Agência dos Estados Unidos para o Desenvolvimento Internacional (USAID).

O HAPP contribui para a redução de novas infecções por VIH nas PC e abrange 5 locais: as regiões Centro, Litoral, Leste e Noroeste dos Camarões (Figura: 9). As FSWs e os MSMs são os alvos principais e os clientes das FSWs são os alvos secundários. O programa dá prioridade à apropriação e à sustentabilidade do país, reforçando as capacidades das unidades de saúde e de cinco organizações de base comunitária (OBC) para prestarem serviços adaptados às PC; criação de um sistema de encaminhamento; a integração deste modelo de prestação de serviços está sob a cadeia de supervisão do Ministério da Saúde (MS), a fim de facilitar a transição para o governo anfitrião.

Figure 9: Cinco locais de implementação HAPP Camarões

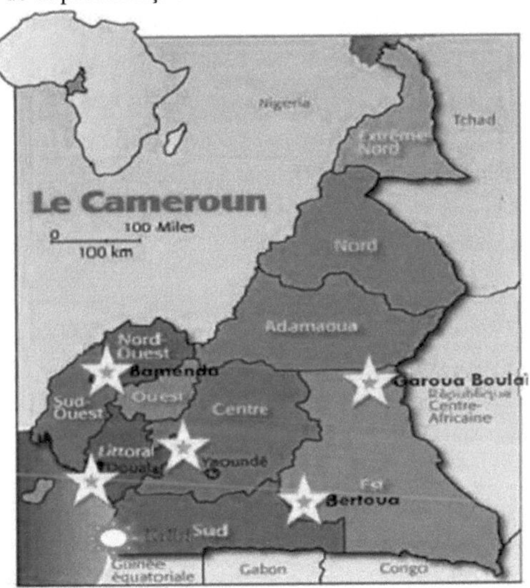

Fonte: Relatório Técnico Anual do HAPP 2011

9.1 Parceiros de implementação do HAPP e ponto de partida em Bamenda.

O Projeto HAPP foi implementado em Bamenda pela Associação das Mulheres Médicas dos Camarões (CMWA). A CMWA é uma organização não governamental (ONG) com o objetivo de melhorar o estado de saúde das mulheres e raparigas, criando um ambiente propício a uma escolha informada em matéria de saúde sexual e reprodutiva.

Em 2011, a CMWA começou a implementar o HAPP em Bamenda, tendo como alvo as TSF e os seus clientes, namorados, porteiros, proprietários de irmãos e outras pessoas vulneráveis (OVP) nos hotspots onde o trabalho sexual tem lugar. O principal objetivo do HAPP Bamenda é contribuir para a redução de novas infecções por VIH entre as TSF: a) Aumentar a adoção de comportamentos preventivos do VIH, através da produção e disseminação de mensagens sobre prevenção, bem como da promoção do uso de preservativos, aconselhamento e testes (CT); e b) Melhorar a qualidade dos serviços de prevenção do VIH/SIDA através da criação/reforço de serviços de CT favoráveis às TSF, e do reforço das capacidades para um alcance comunitário baseado nos direitos.

Na fase de conceção da intervenção, foi efectuada uma avaliação das necessidades através de duas discussões de grupo de foco (FGD) e três entrevistas aprofundadas. A maioria das FSW escolheu o Centro de Saúde Batista de Nkwen como centro de saúde parceiro entre os três centros de tratamento no Distrito Sanitário de Bamenda (Quadro: 3).

O projeto HAPP foi implementado em Bamenda com a supervisão geral e a coordenação da CARE International nos Camarões, em colaboração com o Ministério da Saúde. Foi financiado pela Agência dos Estados Unidos para o Desenvolvimento Internacional (USAID) de 2011 a 2013 e, desde janeiro de 2014, está a ser financiado pelo Plano de Emergência do Presidente para o Alívio da SIDA (PEPFAR).

Quadro 1: Centros de tratamento do VIH no Distrito Sanitário de Bamenda 2010

No.	Treatment centre / Management unit	Year of creation	Status	No. Patients on ART December 2010 (% total)
1	Regional Hospital Bamenda TC	2002	Functional	4,373(26%)
2	Mezam Polyclinic Bamenda TC	2002	Functional	1,377(8%)
3	Nkwen Baptist Health Centre MU	2007	Functional	1,770(10%)

Fonte: Relatório anual de 2010 Grupo Técnico Regional para o VIH NW

4.2. HAPP Modelo de prestação de serviços

O HAPP em Bamenda utiliza o modelo híbrido como uma estratégia de prestação de serviços que liga o Centro de Acolhimento solitário a um centro de saúde parceiro. O modelo híbrido liga a sensibilização da comunidade, as mensagens de prevenção e a educação a serviços clínicos adaptados às FSW que servem toda a população, mas que têm prestadores com formação adequada em questões de saúde das FSW. Este modelo implica que a sensibilização e os serviços de prevenção disponíveis ligados a clínicas estabelecidas aumentarão a adesão dos pacientes e assegurarão a retenção das FSW em serviços "seguros" e desestigmatizados.

Os serviços de prevenção do HAPP chegaram à população oculta de FSW através de redes de pares. Os educadores de pares fornecem sessões de educação para a saúde e promoção de aconselhamento e testes voluntários, distribuem preservativos, lubrificantes e facilitam as visitas das FSW ao Drop-in-Center e ao Partner Health Center. O DIC é um local seguro onde as FSW e outros grupos marginalizados podem aceder a informações sobre o VIH/SIDA, a saúde sexual e reprodutiva, e receber cuidados e apoio de pessoas experientes e qualificadas, sem receio de estigma ou discriminação.

Por local seguro, entendemos que o cliente pode ter a garantia de: confidencialidade das suas informações; acolhimento caloroso, sem juízos de valor e respeitoso; boa qualidade dos serviços, produtos e informações fornecidos em resposta às suas necessidades; e encaminhamento adequado e atempado para serviços que não são oferecidos pelo DIC (Figura 12). Os médicos e os enfermeiros também ofereceram algumas horas para efetuar consultas médicas, aconselhamento e outros tipos de apoio no âmbito do DIC. Estes serviços constituem o pacote mínimo de serviços (MPS) do HAPP.

Figure 10: Modelo de prestação de serviços HAPP

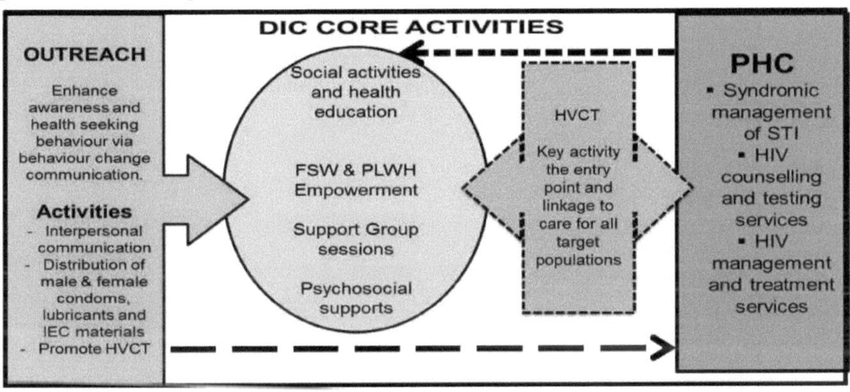

PHC= centro de saúde parceiro, DIC= centro de acolhimento, HVCT= aconselhamento e teste voluntário do VIH

4.2.1 Funções e responsabilidades do pessoal

O responsável pela mobilização comunitária (CMO) supervisiona e fiscaliza todas as operações do DIC, incluindo o planeamento, a garantia de qualidade e a gestão de dados. O assistente social assiste o CMO no acompanhamento das operações quotidianas e gere todo o apoio material aos clientes (avaliação das necessidades, encaminhamentos, pagamentos, etc.). Os conselheiros psicossociais prestam apoio psicossocial aos clientes no centro, bem como na comunidade, participando em campanhas de aconselhamento e teste do VIH e prestando cuidados ao domicílio. Os educadores de pares realizam actividades de sensibilização na comunidade para mobilizar os grupos-alvo para o centro e promover as actividades do centro, ao mesmo tempo que transmitem mensagens essenciais de prevenção. Também organizam sessões de IEC no DIC e são os principais promotores das actividades de divulgação do centro (por exemplo, campanhas de HCT). Os peritos voluntários prestam cuidados especializados num horário rotativo dentro do DIC, permitindo o acesso aos seus conhecimentos a subgrupos difíceis de alcançar. A rececionista está na linha da frente do DIC para dar as boas-vindas aos clientes, registá-los com um código único e orientá-los para o serviço adequado. O guarda de segurança garante a segurança do pessoal do DIC, dos clientes e dos bens.

O DIC está normalmente aberto das 8:00 às 18:00 horas. Um serviço pós-horário está disponível das 18:00 às 21:00 para captar clientes que possam não achar o horário de funcionamento conveniente.

CAPÍTULO 5

5 Métodos

Definição de termos

Trabalhadora do sexo (FSW) é definida como uma mulher que relata ter vendido sexo para sua subsistência durante o ano anterior. Esta definição foi criada pelo projeto HAPP e difere ligeiramente da definição proposta pela ONUSIDA, que define um trabalhador do sexo como "adultos e jovens (com 18 anos ou mais) do sexo feminino, masculino e transgénero que recebem dinheiro ou bens em troca de serviços sexuais, regular ou ocasionalmente" (39)

As Outras Pessoas Vulneráveis (OVP) referem-se a clientes de TSF, parceiros não-clientes, porteiros e proprietários de bares e bordéis onde o trabalho sexual tem lugar.

5.1 Análise dos resultados da implementação do HAPP (quantitativa e qualitativa) Conceção

Analisámos de forma retrospetiva os indicadores de resultados do programa HAPP de 2011 a 2013. As realizações são os produtos ou serviços fornecidos, enquanto os resultados se referem às alterações finais no estado de saúde que conduzem ao impacto do programa. Na presente tese, analisamos indicadores-chave relacionados com os resultados do programa. A avaliação dos resultados/impacto está fora do âmbito desta tese.

Os resultados do HAPP são avaliados em relação à cobertura dos serviços de proximidade, serviços de IST, distribuição de preservativos, aconselhamento e teste do VIH. Para acompanhar a prestação de serviços a clientes individuais, foi desenvolvido e implementado um sistema de codificação especial. Cada FSW ou OVP que beneficiou de qualquer um dos serviços HAPP é registada com um código único no primeiro contacto com o centro de acolhimento. Este código mantém a confidencialidade à medida que o cliente navega entre os serviços do DIC e o centro de saúde parceiro. Este sistema mantém o anonimato e, ao mesmo tempo, identifica o cliente do programa.

População do estudo

A população do estudo foram as FSW e OVP em Bamenda, abrangidas pelo projeto HAPP entre 201 e 2013.

Recolha de dados

Dados quantitativos: Os dados de monitorização de rotina foram recolhidos pelo pessoal do centro de acolhimento e pelo pessoal do centro de saúde parceiro. Recolheram a informação das FSW que beneficiaram pelo menos uma vez do pacote mínimo de serviços do HAPP. Foram obtidos dados sobre os educadores de pares, o número de actividades de sensibilização, o número de FSW alcançadas, o número de preservativos distribuídos e o número de FSW testadas e ligadas aos cuidados de saúde.

Dados qualitativos: Foram utilizados alguns aspectos dos relatórios trimestrais que documentavam qualitativamente algumas das principais barreiras relatadas pelos educadores de pares para chegarem aos seus pares com serviços e também algumas barreiras no acesso aos serviços do centro de saúde parceiro. A minha própria experiência pessoal como coordenadora do centro de acolhimento em Bamenda entre 2011 e 2013 permitiu-me também introduzir alguns elementos baseados na observação participativa e em discussões com informadores-chave e outras partes interessadas.

Gestão e análise de dados

Não dispusemos de um sistema de recolha de dados separado para este estudo. Estamos a utilizar os dados de rotina da ferramenta de monitorização HAPP. Os relatórios mensais de progresso foram a principal fonte de informação deste estudo. Os dados mensais de maio de 2011 a dezembro de 2013 foram extraídos e codificados numa base de dados eletrónica (Excel). Os dados foram limpos e verificados com os relatórios trimestrais e anuais para detetar erros e inconsistências de dados, que foram enviados ao responsável do projeto HAPP para verificação.

O responsável pelo projeto do HAPP validou a base de dados e enviou-a para nós por correio eletrónico. Em seguida, limpámos os registos duplicados, eliminando os primeiros registos e mantendo os últimos. No caso de registos pouco claros, comunicámos com os membros da equipa para obter esclarecimentos. Após a validação final pelo responsável pelo projeto, analisámos os dados utilizando o Excel 2010.

Obteremos números absolutos, diferenças em proporções e tendências gráficas relacionadas com os dados sobre educação pelos pares, aconselhamento e teste do VIH, distribuição de produtos preventivos do VIH e encaminhamento para o centro de saúde parceiro.

Medição dos indicadores de resultados

Os indicadores utilizados para avaliar a cobertura dos serviços de proximidade são os seguintes

- Proporção mensal de TSF contactados por trabalhadores de proximidade:

Numerador: número de FSWs contactadas pelo menos uma vez através de acções de sensibilização num determinado mês

Denominador: número total de TSF estimado através do mapeamento (3040 TSF)

- Proporção cumulativa de FSWs alguma vez contactadas por educadores de pares ou trabalhadores de proximidade desde o início do programa:

Numerador: número total de trabalhadoras do sexo que receberam pelo menos um serviço de proximidade prestado pelo educador de pares ou pelo trabalhador de proximidade desde o início do projeto

Denominador: número total de TSF estimado através do mapeamento (3040 TSF)

- Cobertura dos serviços de IST

O indicador utilizado para avaliar a cobertura dos serviços de IST é o seguinte

Proporção cumulativa de trabalhadores do sexo que visitaram a clínica:
Numerador: número de FSWs que visitaram a clínica de IST desde o início do projeto
Denominador: número total de FSWs estimado através de mapeamento

- Cobertura dos serviços dos centros de acolhimento

O indicador utilizado para avaliar a cobertura dos serviços DIC é o seguinte
Proporção cumulativa de trabalhadoras do sexo que visitaram o DIC para quaisquer serviços:
Numerador: número de FSWs que visitaram o DIC desde o início do projeto
Denominador: número total de FSWs estimado através de mapeamento

- **Disponibilidade de preservativos:** foi avaliada pelo número de preservativos distribuídos mensalmente por TSF contactado. A disponibilidade de preservativos foi dividida pelo número médio de clientes por mês dos FSWs N=45. Este número foi obtido a partir do número médio de clientes reportado por 18 MTS que receberam num mês.
- **Apoio psicossocial**

No âmbito da componente de apoio psicossocial, o projeto HAPP ofereceu os seguintes serviços através de conselheiros psicossociais formados ou de peritos voluntários no centro de acolhimento ou nos pontos de acesso: avaliação dos riscos e planeamento da atenuação para
população; educação e apoio a uma vida positiva; como lidar com o estigma, a discriminação e a marginalização; adesão ao tratamento; educação e apoio a clientes em tratamento ARV, TB e outras profilaxias de OI e educação nutricional e apoio alimentar. Sempre que uma FSW ou uma OVP beneficiaram de qualquer um dos serviços acima referidos, isoladamente ou em combinação, foram registadas.
A proporção de FSW que recebem apoio psicossocial
Numerador: Número total de TSF que beneficiaram de apoio psicossocial no espaço de um ano
Denominador: Número total de FSW contactadas no mesmo período anual.

5.2 Estudo qualitativo para explorar as barreiras aos serviços para as FSW

Quadro geral:
Este estudo utilizou o quadro do modelo ecológico social modificado (MSEM) (Figura 4) (40). O MSEM propõe cinco níveis de risco de infeção pelo VIH: individual, rede, comunidade, política e fase/nível da epidemia de VIH. O MSEM centra-se no princípio de que, embora os riscos a nível individual sejam fundamentais para a propagação da doença, não são suficientes; os níveis de risco social e estrutural de ordem superior existem fora do controlo de qualquer indivíduo específico, impedindo-o de aceder aos serviços (41).
Este estudo fez parte de um estudo multi-país maior realizado na região da África

Ocidental e Central. A análise do estudo está em curso e os resultados serão apresentados noutro local (Johns Hopkins School of Public Health) (Anexos 1 e 2). O estudo foi realizado no Burquina Faso, no Togo e nos Camarões sobre estimativas da dimensão da população e triangulação da epidemiologia do VIH para os homens que praticam sexo com homens (HSH) e as mulheres que praticam sexo com mulheres. O investigador principal do estudo foi o Prof. Stephan Baral e ver (Anexo 2) o acordo que nos permite utilizar os dados do estudo apenas para fins académicos. Utilizaremos apenas os dados qualitativos realizados em Bamenda e os dados quantitativos não serão utilizados nesta tese.

Figura 11: Modelo ecológico social modificado

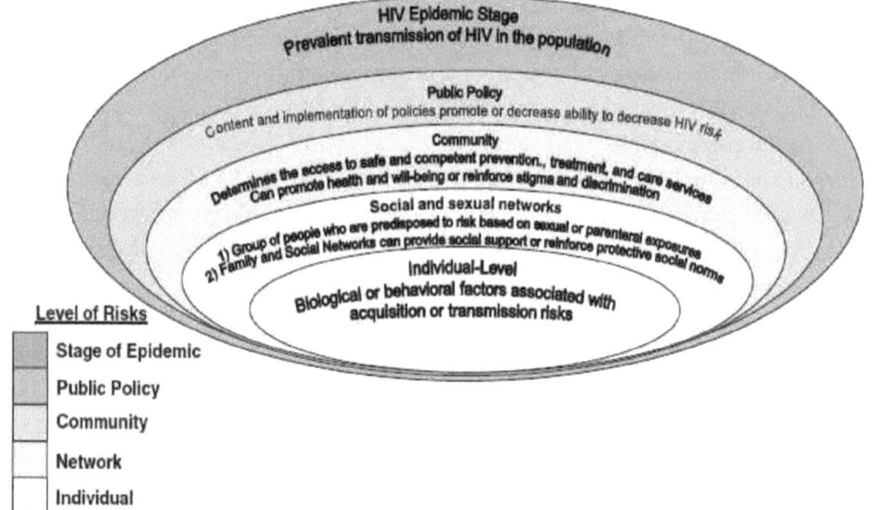

Fonte: Baral et al 2013

Métodos para o estudo qualitativo:

Entrevistas com informadores-chave.

Dez informadores-chave (Kis) dos 71 Kis que completaram os inquéritos quantitativos do grande estudo em Bamenda, Camarões, foram convidados a participar numa entrevista aprofundada. Os informadores-chave eram funcionários superiores de ONGs ou OBCs que trabalham com as FSW, pessoal do centro de saúde parceiro e outros funcionários do centro de saúde que as FSW tinham visitado para obter serviços. As entrevistas tiveram uma duração máxima de 90 minutos cada. Foi pedido aos participantes, utilizando um guia de entrevista, que descrevessem o contexto social e estrutural em torno das práticas de trabalho sexual, o conhecimento dos serviços existentes relacionados com o VIH (bem como dos serviços especificamente dirigidos às FSW), os desafios no acesso aos cuidados e serviços preventivos do VIH, e as suas ideias sobre como os serviços poderiam ser melhorados para melhor satisfazer as necessidades das FSW.

Entrevistas aprofundadas com trabalhadoras do sexo

Foram realizadas entrevistas aprofundadas, com uma duração máxima de 90 minutos cada, a 25 participantes FSW selecionadas através dos educadores de pares do DIC pelo método de bola de neve para compreender o seu contexto social nos Camarões e para explorar os seus conhecimentos sobre os serviços de prevenção do VIH existentes e as suas necessidades ou lacunas em matéria de prevenção do VIH. As entrevistas foram semi-estruturadas utilizando um guia de entrevista. Os participantes foram questionados sobre as suas experiências de trabalho sexual, geralmente nas suas comunidades, a organização e as redes, as suas experiências pessoais e comunitárias com os serviços de prevenção, cuidados e tratamento do VIH, as suas experiências com o estigma e a discriminação, e as suas ideias sobre a forma como os serviços, as intervenções e as mensagens poderiam ser mais bem adaptados para satisfazer as suas necessidades.

Grupos de discussão com mulheres trabalhadoras do sexo

Realizaram-se três grupos de discussão separados, com 10 a 12 participantes FSW por sessão, cada um com uma duração máxima de 90 minutos. Os participantes no estudo foram recrutados através dos educadores de pares que trabalham com a ONG de implementação do HAPP - a Associação de Mulheres Médicas dos Camarões. Os debates dos grupos de discussão foram organizados para compreender o contexto social e estrutural vivido pelas FSW, para avaliar o acesso e as necessidades de prevenção do VIH e das IST e para identificar formas de adaptar as intervenções e os serviços às necessidades específicas das FSW. Foi também pedido aos participantes nos grupos de discussão que debatessem alguns dos temas abordados nas entrevistas aprofundadas.

Critérios de inclusão e considerações éticas.

Os potenciais participantes na investigação qualitativa tinham de ter pelo menos 18 anos de idade e poder dar o seu consentimento informado em inglês ou francês. As TSF eram elegíveis se fossem do sexo feminino e tivessem declarado ter vendido sexo nos últimos 12 meses para ganhar mais de metade do seu rendimento. O protocolo do estudo, os instrumentos de recolha de dados e os formulários de consentimento foram revistos e aprovados pelo Comite National d'Ethique de la Recherche pour la Sante Humaine (2013/03/065/L/CNERSH/SP du 21 mars 2013) e pelo Conselho de Revisão Institucional da Universidade Johns Hopkins (IRB n.º 00004257, 2 de janeiro de 2013 e alterado em 18 de abril de 2013).

Os participantes foram compensados pelo seu tempo com base no custo do transporte de ida e volta e de uma refeição (2.500 CFA/5 USD), e a alguns foram oferecidos preservativos e lubrificantes. Todas as entrevistas e grupos de discussão tiveram lugar em francês ou inglês, consoante a escolha do participante. As entrevistas e os grupos de discussão foram gravados em áudio, transcritos e traduzidos para análise.

Análise

A equipa de estudo elaborou um livro de códigos, trabalhando em conjunto até chegarem a acordo sobre um conjunto de códigos. Os códigos basearam-se em tópicos de interesse e em temas adicionais que emergiram das transcrições. Os códigos foram então aplicados a uma amostra das transcrições, utilizando um processo semi-automatizado com o auxílio de macros do Word do Microsoft Office 2010. Este processo permitiu que o texto codificado fosse extraído para análise posterior. A equipa de estudo leu estes textos para identificar temas. Os temas-chave foram desenvolvidos nos resultados aqui apresentados.

CAPÍTULO 6

6 Resultados

6.1 Análise dos resultados da implementação do HAPP

6.1.1 Cobertura das actividades de educação pelos pares

Durante o mês de junho de 2011, o programa HAPP alcançou 164 FSW. Desde então, observou-se um aumento constante seguido de um decréscimo. O contacto mensal mais baixo registado foi de 35 FSW em setembro de 2012 e o mais alto de 243 FSW em dezembro de 2013. Durante 2012, verificou-se uma tendência decrescente, exceto em fevereiro (Figura 12).

Figura 12: Número de TSF contactadas mensalmente através da educação pelos pares de 2011 a 2013

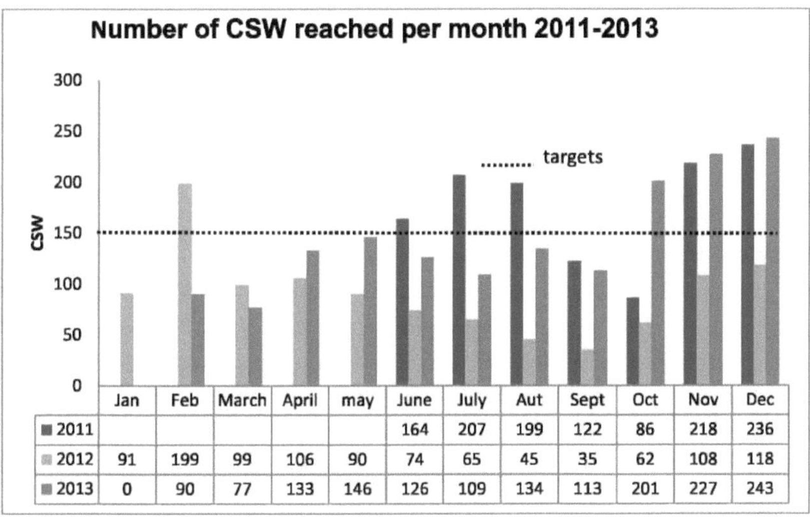

	Jan	Feb	March	April	may	June	July	Aut	Sept	Oct	Nov	Dec
2011						164	207	199	122	86	218	236
2012	91	199	99	106	90	74	65	45	35	62	108	118
2013	0	90	77	133	146	126	109	134	113	201	227	243

6.1.2 Cobertura dos serviços de IST

No final de 2013, a proporção de MTS contactadas pelo menos uma vez subiu para 129%, o que representa mais de 80% da cobertura pretendida da população estimada de 3040 MTS (Figura 13). A proporção de MTS contactadas por mês aumentou de 5% em junho de 2011 para 82% em março de 2013 (Figura). Esta cobertura mensal manteve-se em mais de 49% da população estimada até dezembro de 2013.

Verificou-se uma diferença acentuada entre o número de TSF que visitaram o Centro de Acolhimento e as que frequentaram a clínica de IST. A proporção cumulativa de MTS que frequentaram a clínica de IST do HAPP aumentou de forma constante de 0,5% para 8% entre agosto de 2011 e março de 2012 e manteve-se estável no final do período de observação. No final de 2013, o número cumulativo de mulheres que frequentavam os serviços de IST no Centro de Saúde Parceiro do HAPP era de cerca de 16%, o que estava muito aquém do objetivo inicial de 40% do programa (Figura 13)

Figura 13: Número de FSW alguma vez contactadas através da educação pelos pares, DIC e clínica de IST

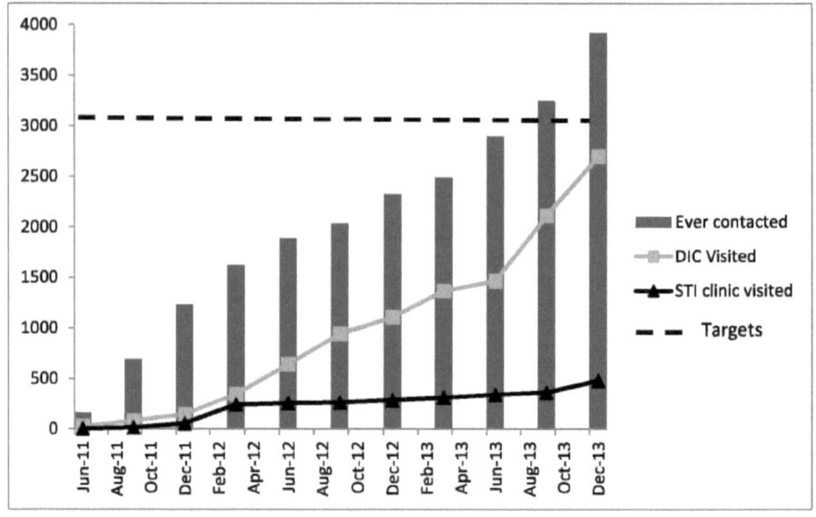

6.1.3 Distribuição de preservativos

O número de preservativos distribuídos mensalmente pelas MTS foi somado para cada ano de 2011 a 2013 (Figura 14). A distribuição de preservativos era de 15% no início do programa em 2011 e aumentou significativamente para 80% de preservativos distribuídos a partir dos 49140 preservativos esperados para serem distribuídos às 1092 MTS contactadas em 2012. No entanto, em 2013, a distribuição diminuiu para 63%, enquanto a cobertura das MTS e o volume médio de clientes foram os esperados.

Figura 14: Número de preservativos distribuídos em comparação com o número de FSW contactadas

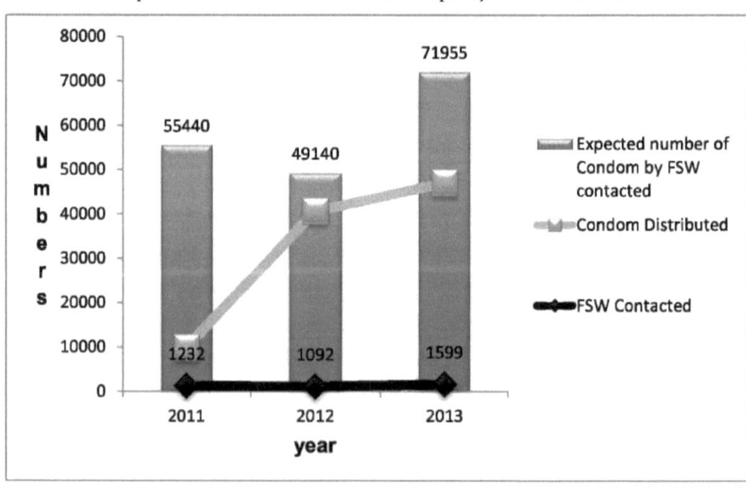

6.1.4 Apoio psicossocial

A aceitação do pacote psicossocial foi geralmente baixa; no entanto, registou-se um aumento gradual de 2011 a 2013. O número de sessões de grupos de apoio aumentou de 2, em 2011, para 98, em 2013, enquanto a proporção de TSF que receberam apoio psicossocial também aumentou de 9%, em 2011, para 32%, em 2013.

Figura 15: Número de apoios psicossociais prestados em 2011-2013

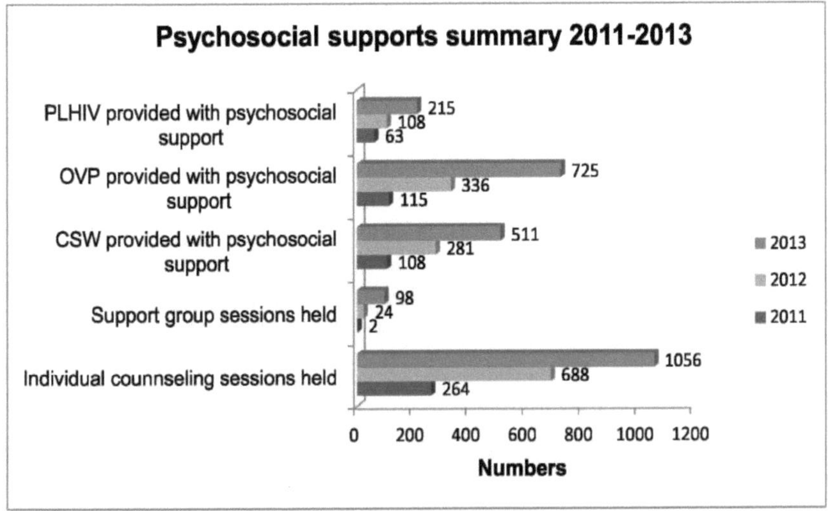

PVHIV= FSW e OVP que vivem com o VIH

6.1.5 Cascata de aconselhamento e despistagem do VIH do HAPP

Em 2011, 118 TSF fizeram o aconselhamento pré-teste, mas apenas 35 TSF acabaram por fazer o teste de VIH; enquanto em 2013, 666 TSF fizeram o teste das 682 que participaram nas sessões de aconselhamento pré-teste. No quadro 2 é apresentado um resumo dos resultados dos testes e do aconselhamento.

Quadro 2: Cascata de aconselhamento e despistagem do VIH do HAPP

Indicators	2011				2012				2013				Total	
	FSW	%	OVP	%	FSW	%	OVP	%	FSW	%	OVP	%	FSW	OVP
Pre-test counseling	118	100	567	100	518	100	1982	100	682	100	2231	100	1318	4780
HIV tested	35	29	361	64	507	98	1977	99	666	98	2214	99	1208	4552
Post-test counseling	31	88	347	96	504	99	1973	99	662	99	2211	99	1197	4531
HIV Positive	12	39	9	3	56	11	44	2	50	7	57	3	118	110
Referrals	11	92	9	100	56	100	44	100	50	100	55	96	117	108
PHC visits	8	73	8	88	41	73	39	89	41	82	52	94	90	99
ART roll out	0	0	0	0	37	90	39	100	26	63	28	53	63	77

Figura 16: Cascata de aconselhamento e despistagem do VIH do HAPP

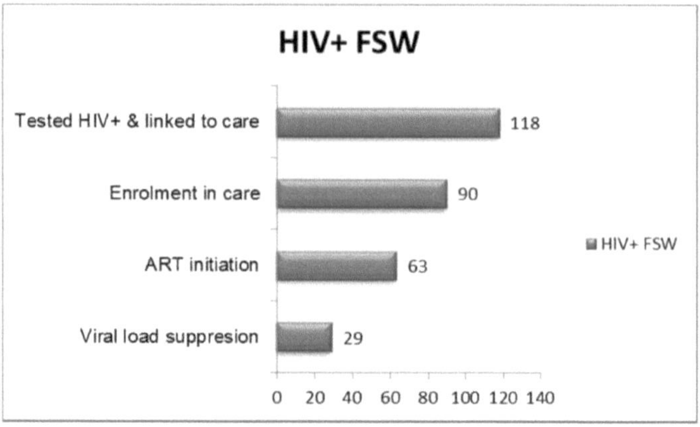

HIV+ FSW
Tested HIV+ & linked to care
Enrolment in care
ART initiation
Viral load suppresion
118
90
63
29
HIV+ FSW
0 20 40 60 80 100 120 140

6.1.6 Ligação e retenção nos cuidados de saúde

O projeto HAPP visava diagnosticar 200 FSW seropositivas de 2011 a 2013. No entanto, no final de 2013, apenas atingimos 59% do nosso objetivo. Depois, o objetivo era ligar e manter sob cuidados todas as 118 TSH seropositivas no centro de saúde parceiro, mas apenas 29 TSH foram mantidas com uma carga viral suprimida (Figura 17).

Figura 17: Ligação e retenção nos cuidados de saúde

200 HIV+ FSW
Objective
Achieved
Not Achieved
Not Virally Suppressed
Aware HIV+ 59%
118
82
Linked to care 53%
63
55
137
Viral Load suppressed 46%
29
34
171

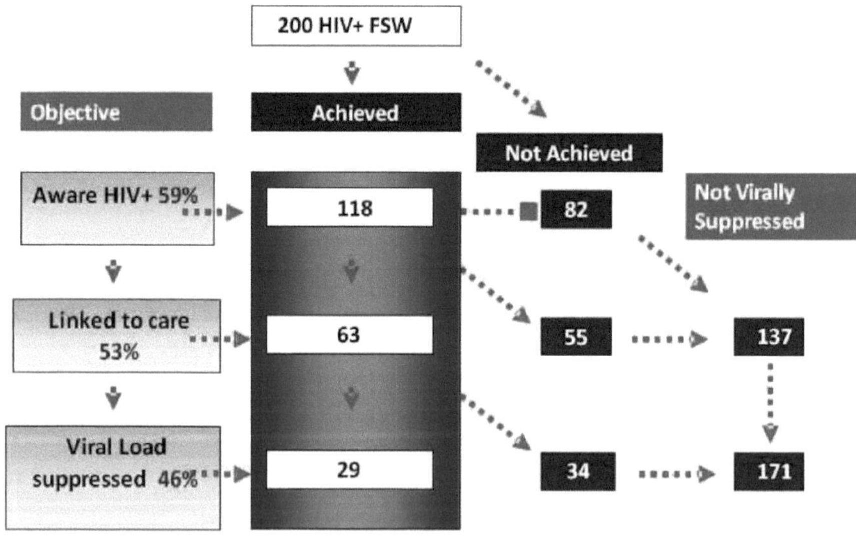

6.2 Análise do estudo qualitativo das FSW

6.2.1 Caraterísticas dos participantes no estudo

Dos 71 participantes no estudo, 61 eram FSW e 10 informadores-chave. A idade das

MTS variava entre 19 e 48 anos, enquanto a idade dos clientes variava entre 20 e 50 anos. As FSW tinham diferentes níveis de escolaridade, desde o ensino primário incompleto até ao ensino secundário. Trabalham de forma independente ou, por vezes, dentro de uma estrutura de grupo, em bares, clubes noturnos ou casas.

6.2.2 Contexto e percepções do trabalho sexual nos Camarões.

O início do trabalho sexual foi geralmente atribuído à perda de um parceiro masculino ou marido por morte ou pelo fim de um relacionamento e, subsequentemente, à perda de proteção financeira e assistência na criação dos filhos. Para a maioria das participantes, o trabalho sexual era a sua única fonte de rendimento, e poucas referiram ter uma segunda fonte de rendimento, como por exemplo ser vendedora Apesar destes desafios, um informador-chave observou que as TSF formam frequentemente grupos de apoio, particularmente quando um membro está doente ou precisa de assistência.

"Como eles estão muito mais nas reuniões, nas reuniões eles têm contribuições (djangi) para assistência e o resto, e muitas vezes quando alguém está doente, então eles lutam, fazem o que podem... contribuem com dinheiro para levar o paciente ao hospital" (KI, Bda).

6.2.3 Saúde psicossocial - experiências e resultados

As TSF referiram níveis elevados de estigma e assédio na comunidade, o que as levou frequentemente a esconder a sua identidade individual como trabalhadoras do sexo.

A violência perpetrada pela polícia tem implicações na prevenção do VIH. Os preservativos foram descritos como uma fonte de provas pela polícia e como base para chantagem. Uma TSF em Bamenda relatou, "*... os polícias arrombam as nossas portas, contam o número de preservativos que usámos e pedem-nos para partilhar o dinheiro com eles, outros até o levam à força e violam-nos sem preservativo acima de tudo'* (TSF, Bda).

Como a prostituição é ilegal nos Camarões, a violação de uma prostituta não é considerada como tal devido ao seu envolvimento no trabalho sexual e à falta de estatuto legal. Muitas prostitutas descreveram o facto de serem culpadas sempre que denunciam um caso de violência sexual.

"O problema é que... as raparigas explicam-nos que foram violadas. Têm vergonha de se queixar porque, quando lá chegarem, a primeira pergunta que lhes vão fazer é: 'o que é que fizeste para seres violada? ' A prostituição não é boa. Por isso, não podem revelar. Continuam assim, a guardar para si próprias" (KI, Bda).

6.2.4 Prevenção do VIH e comportamento de procura de saúde das prostitutas

A maioria das TSF estava consciente do risco de transmissão do VIH associado ao trabalho sexual. Como resultado, a maioria das mulheres relatou usar preservativos, incluindo o uso de preservativos masculinos e femininos. O uso do preservativo também variava consoante o estatuto do parceiro ou do cliente e se o sexo era forçado ou voluntário.

[O sexo desprotegido acontece quando] "há, em primeiro lugar, o casamento com o 'moço de recados': o moço de recados é um tipo que encontras na rua quando chegas. Ele decide ser teu marido e com ele tens de ter relações sexuais desprotegidas e, em troca, ele protege-te. Estes criados têm muitas namoradas aos poucos; é isto que nos facilita apanhar a doença. Há também clientes que pagam bem e que não querem usar preservativo, há também casos de violação porque os gangsters atacam-nos frequentemente e violam-nos" (FSW, Bda). Outras TSF atribuíram a falta de testes de VIH ou a falta de resultados ao desejo de não saber o seu estado ou ao medo da exposição pública

"Sabemos que o VIH é uma doença má. Não queremos saber que temos esta doença, preferimos viver sem saber, mesmo que a tenhamos. Por vezes também há condições em que a entrega dos resultados é pública em vez de ser privada e pessoal" (TS, Bda). Foram apresentados locais onde as TS referiram aceder a serviços mas recusaram revelar o seu estatuto de trabalhadoras do sexo devido ao receio de discriminação (Fig. 18).

Figura 18: Locais onde as prostitutas acedem aos serviços de prevenção/tratamento do VIH em Bamenda

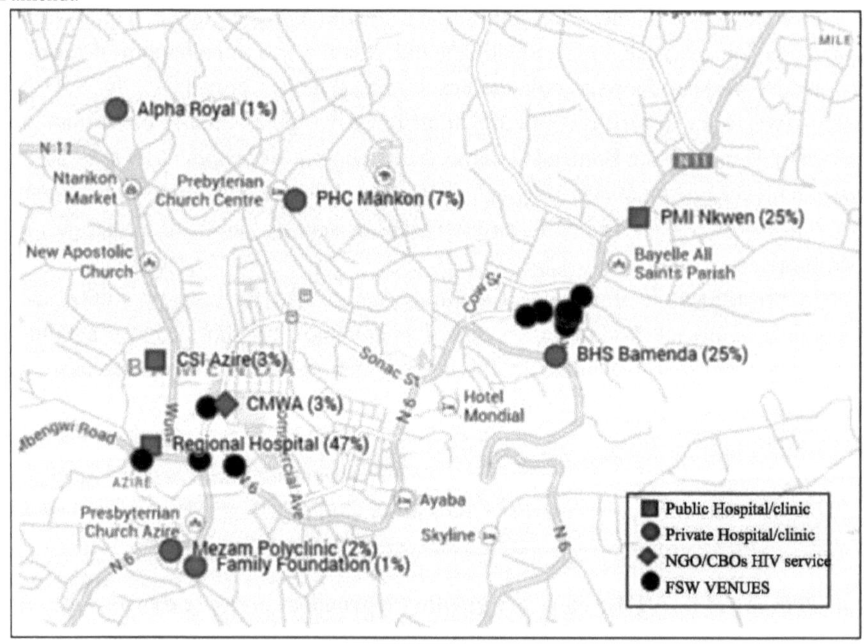

6.2.5 Obstáculos e factores que facilitam o acesso aos serviços

A humilhação pública no centro de saúde foi considerada habitual pelas TSF. A maior parte das trabalhadoras do sexo que tinham ido à clínica de referência sentiam que não voltariam a aceder aos serviços nessa clínica. Recursos individuais e laboratoriais limitados, como a contagem de CD4, também constituíram barreiras ao acesso das MSF. Os obstáculos à utilização dos serviços de VIH estavam relacionados com o medo e a falta de sensibilização para o VIH/SIDA. A falta de stock de drogas, o consumo excessivo de álcool e o receio de revelação.

Como disse uma TSF, *"no início foi difícil, sabe, costumavam dizer muitas coisas sobre esta doença, que não havia tratamento para ela; por isso, quando este tipo de pessoa aparecia, nós fugíamos"* (Bda, TSF).

Os participantes também referiram o tempo de espera e os custos de transporte associados à distância entre o centro de saúde e o DIC. Outros sugeriram que os melhores serviços são os prestados pelas ONGs. Muitos disseram que é bom ir lá apenas quando estão gravemente doentes.

6.2.6 Recomendações dos participantes para futuros programas

Quando questionadas sobre as suas recomendações para futuros programas de prevenção do VIH e outros programas para TSF, as respostas foram diversas. Sugeriram que se abordassem questões legais e estruturais, que se oferecessem oportunidades de emprego e que se aumentasse o número de ONG que prestam serviços a TSF. Muitos sentiram que mudar estas questões sociais e estruturais traria benefícios a longo prazo para as vidas das TSF.

"se houvesse um documento que deixasse as prostitutas em paz, a polícia teria medo de nos violar, de nos roubar, e os agressores teriam medo de nos fazer mal! Porque com o vosso pedaço de papel, podem queixar-se em qualquer lado a qualquer pessoa! Mas aqui não temos garantias. Aqui estamos expostas a todos os riscos' (FSW, Bda).

"Eu diria apenas que estas raparigas fazem isto por limitações [financeiras]. Isto deve-se ao facto de as suas situações de vida serem difíceis. Se as pudéssemos reintegrar na sociedade, dando-lhes trabalhos [formais], isso permitir-lhes-ia sair deste ambiente e ser mais produtivas para a sociedade" (KI, Bda).

CAPÍTULO 7

7 Discussão

A natureza retrospetiva do estudo e a utilização de dados de monitorização de rotina para a análise qualitativa são as principais limitações deste estudo. Muitas variáveis necessárias para uma análise aprofundada não estavam disponíveis e a estratégia de codificação para seguir as FSW pode subestimar a utilização dos serviços de IST.

Os participantes do estudo qualitativo não são necessariamente representativos dos participantes no programa HAPP. Por conseguinte, as nossas conclusões não podem ser generalizadas a toda a população de TSF nos Camarões.

Apesar destas limitações, o nosso estudo captou as perspectivas e experiências das FSWs em Bamenda, no que diz respeito ao acesso aos serviços de prevenção e tratamento do VIH no centro de acolhimento e no modelo de prestação de serviços de referência do centro de saúde parceiro. Isto será útil ao HAPP para reforçar o seu empenhamento em responder às necessidades das FSWs. Além disso, este estudo fornecerá informações úteis aos programas e às políticas futuras para a conceção de intervenções dirigidas às FSW nos Camarões.

7.1 Análise do problema

Relatório mensal de progresso da atividade HAPP

Havia muitas inconsistências com os dados dos relatórios técnicos mensais, trimestrais e anuais. Os relatórios do centro de saúde parceiro e dos educadores de pares apresentavam muitos dados contraditórios com o relatório anual consolidado correspondente ao mesmo período. Por exemplo, em 2012, a cobertura era mais elevada no relatório anual do que nos relatórios de progresso mensais do mesmo ano. Isto pode dever-se ao facto de apenas um funcionário da clínica ter recebido formação para gerir os casos referenciados pelo HAPP, o que aumenta a sua carga de trabalho para acompanhar os indicadores do HAPP na clínica. Além disso, alguns relatórios mensais não chegaram à DIC quando ela estava de folga. Além disso, com a implementação da subvenção da Ronda 10 do Fundo Global (GF) nos Camarões, que começou em 2013 com um objetivo semelhante ao do projeto HAPP, criaram-se mais problemas com a qualidade da gestão de dados do HAPP, uma vez que o pessoal gasta mais tempo a relatar também as actividades do GF. De acordo com a ONUSIDA (42), o problema da fragmentação e da duplicação de actividades financiadas por muitos doadores a diferentes ONG foi atribuído a uma fraca estratégia de coordenação nacional nesses países.

Cobertura dos serviços de proximidade

A nossa análise mostrou que houve uma grande variação mensal nos relatórios das 150 FSW visadas pela educação pelos pares. Isto explica-se pelo facto de que entre os 10 educadores formados em janeiro de 2012, quatro deles trabalharam apenas durante um mês e, em março de 2012, demitiram-se por não conseguirem preencher corretamente o formulário de recolha de dados (principalmente por não compreenderem a ferramenta (Anexo 3). Além disso, em janeiro de 2013 não foi feito qualquer trabalho devido à interrupção do financiamento e, no final de 2013, apenas 79% dos educadores de pares formados estavam activos.

No nosso estudo, o programa HAPP atingiu uma cobertura de 80% da população estimada em dois anos de implementação do programa. No entanto, a cobertura foi calculada utilizando uma estimativa do tamanho da população de MTS de 2006, incluída no Plano Estratégico Nacional 2011-2015. Esta estimativa da dimensão da população não teve em conta a variação do número de TSF que poderia ter ocorrido ao longo dos cinco anos até ao início do programa. Além disso, foi demonstrado noutros locais que as estimativas da dimensão das trabalhadoras do sexo através de métodos diretos ou indirectos é um exercício difícil devido à sua mobilidade e à natureza difícil de alcançar desta população(43). A importância do mapeamento periódico e da estimativa do tamanho da população para a conceção de denominadores exactos para a cobertura do programa foi demonstrada em muitos contextos (44). Além disso, conhecer a dimensão da população de TSF é importante para o planeamento, a gestão e a avaliação eficazes dos programas de prevenção e intervenção no domínio do VIH/SIDA.

Adoção de IST

Em março de 2012, 70% das FSW que visitaram o DIC também visitaram a clínica de IST, mas no final de 2013 esta proporção era de apenas 18%. A tendência decrescente na utilização dos serviços de IST pode ser atribuída ao sistema de encaminhamento consideravelmente fraco e à falta de interesse do centro de saúde parceiro em continuar a atender as FSWs assim que chegam à clínica, sem um longo tempo de espera. Este facto desmotivou as MSF a continuarem a ir à clínica à procura de serviços. Como uma delas relatou nos resultados qualitativos "z7 *é melhor ir lá apenas quando estou gravemente doente"*. Isto pode ser explicado pelo facto de que, assim que o número de TSF que visitaram a clínica aumentou de 56 para 242, as autoridades do hospital convencional começaram a queixar-se de que os seus cristãos não se sentiam confortáveis com o número de TSF no hospital. Consequentemente, até à data, o Diretor do Hospital não assinou o Memorando de Entendimento (MOU) com o projeto HAPP.

No Benim, também se observou uma baixa adesão aos serviços de IST entre as prostitutas (45). Mais de 60% das pessoas com uma infeção sexualmente transmissível não compareceram à consulta agendada para obter os resultados dos testes de rastreio. No entanto, os autores postulam que o baixo retorno pode dever-se à elevada mobilidade das TSF, ao facto de as mulheres assintomáticas decidirem evitar os custos de transporte e o tempo das visitas de retorno, ou ao facto de as mulheres sintomáticas comprarem antibióticos em contextos informais.

É fundamental reforçar as clínicas de mulheres que vivem com prostitutas para garantir a prestação de serviços de saúde de qualidade para o tratamento das IST, uma vez que se observou que o efeito negativo da baixa taxa de utilização dos serviços de IST estava associado à reduzida taxa de utilização de TAR pelas mulheres que vivem com prostitutas (46).

Distribuição de preservativos

O número de preservativos masculinos distribuídos no nosso programa fica aquém das necessidades do número de TSF contactadas. O HAPP deveria, hipoteticamente, fornecer a cada TSF contactada 45 preservativos por mês, com base no número médio de clientes. Os registos indicaram que o número de TSF contactadas acedeu apenas a 15% dos preservativos da distribuição prevista em 2011. Isto deveu-se ao facto de, inicialmente, os preservativos serem vendidos mesmo a baixo preço, mas ainda assim era difícil para as MTS acederem a eles. Depois disso, a distribuição aumentou para 80% em 2012 e 63% em 2013 devido à distribuição gratuita de preservativos. Apesar deste aumento, registou-se uma tendência decrescente em 2013 devido à fraca oferta. O aumento do número absoluto de preservativos distribuídos não foi proporcional ao aumento do número de TSF contactadas pela equipa de sensibilização. No entanto, a disponibilidade de preservativos sugere que os preservativos distribuídos diretamente às MTS representam apenas uma parte dos preservativos disponíveis para o sexo comercial (47).

Nas nossas constatações qualitativas, as FSW relataram ter relações sexuais sem preservativos com clientes que pagam bem e também com criados, que fornecem proteção às FSW. Um problema semelhante foi observado numa intervenção que ofereceu preservativos gratuitos e serviços de IST a FSWs em Kinshasa (23, 48). Menos de 60% das FSW relataram o uso de preservativos com todos os clientes. A recusa dos clientes é o principal fator dissuasor da utilização de preservativos a 100%. No entanto, numa revisão sistemática efectuada em 2007, observou-se que as intervenções centradas nas FSW podem conseguir um grande aumento na utilização do preservativo. De um modo geral, 15 dos 19 estudos incluídos mostraram que o aumento da utilização do preservativo se deveu a intervenções direcionadas para as TSF (49).

Cascata de tratamento do VIH

No nosso estudo, o sistema de realizar o aconselhamento pré-teste no DIC e depois encaminhar as utentes para o Centro de Saúde Parceiro para fazer o teste foi uma oportunidade perdida, uma vez que muitas utentes não chegaram à clínica. Este facto é demonstrado no Quadro 2, em que, do número total de mulheres que fizeram o aconselhamento pré-teste, apenas 29% foram finalmente testadas em 2011. No entanto, este problema foi resolvido nos anos seguintes. Em 2012, foi criado o grupo de apoio

HAPP. E em 2013, através das campanhas de HCT em bares - onde o trabalho sexual tem lugar - conseguimos testar 1208 (92%) das 1318 FSW que fizeram o aconselhamento pré-teste. O maior problema passou então a ser a ligação e a manutenção nos cuidados de saúde das 118 TSF com teste positivo ao VIH.

Mesmo que haja um interesse renovado em alargar o tratamento do VIH às comunidades de trabalhadores do sexo, este estudo mostra que um modelo híbrido de prestação de serviços (uma combinação de serviços de prevenção DIC e serviços clínicos de referência) não é eficiente. Um sistema de encaminhamento deficiente e barreiras estruturais podem contribuir para a baixa adesão, a fraca cobertura e as elevadas taxas de atrito, mesmo quando existem serviços dirigidos às FSW. A cascata de tratamento fornece um quadro para avaliar a implementação de um programa e melhorar a sua gestão, de modo a que possam ser alcançados os melhores resultados em cada etapa, desde a despistagem do VIH até à obtenção e manutenção da supressão da carga viral, como mostra a Figura 19. O atrito em cada etapa compromete o sucesso do programa de tratamento global. Por conseguinte, é extremamente importante compreender os obstáculos que impedem as pessoas que vivem com VIH de progredir de um passo para o seguinte na cascata.

Teste de VIH e ligação aos cuidados

No âmbito da continuidade dos cuidados de saúde para o VIH, podem ser observadas barreiras estruturais (Figura 19). Como demonstrado no nosso estudo, o medo de procurar os serviços de saúde ou a agressão sistemática a nível familiar leva as MSF a manter em segredo o seu trabalho sexual e o seu estado de VIH. O estigma e a discriminação ao nível da comunidade também demonstraram resultar no facto de as MSF evitarem os serviços de saúde.

O medo de ser presa, a estigmatização e a discriminação também foram identificados como possíveis barreiras que impedem o comportamento de procura de cuidados de saúde por parte das TSF em muitos contextos (50-52). No nosso contexto, este problema foi ainda agravado pela violência sexual frequente entre este grupo de mulheres, tal como foi referido no estudo qualitativo, o que aumenta as suas barreiras no acesso ao HCT, promovendo assim a deteção tardia do VIH.

Figura 19: Teste de VIH e ligação aos cuidados de saúde

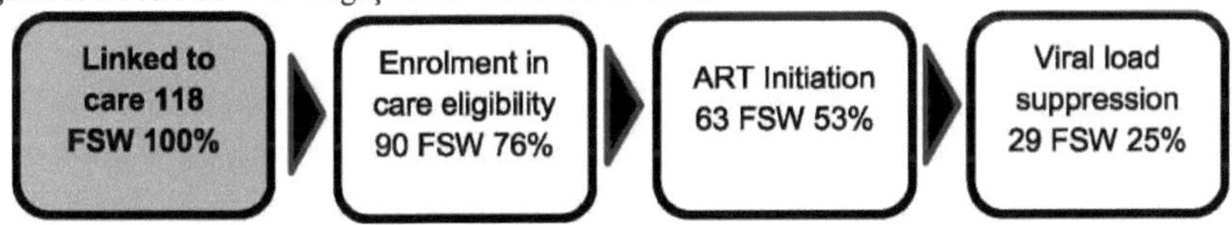

Fonte: Tratamento do VIH da OMS 2013

Inscrição nos cuidados de saúde e pré-ART

No nosso estudo, embora o projeto HAPP cubra um máximo de 20 000 FCFA (30,7 euros) por paciente como apoio financeiro, verificámos que a existência de taxas de utilização impedia o acesso das mulheres aos cuidados devido a restrições financeiras. Para além disso, as atitudes dos enfermeiros eram contraproducentes para o acesso aos serviços. Os enfermeiros abordavam as MSF com uma rudeza aberta, atendiam-nas apenas no final (quando já tinham terminado com outros pacientes e consultas) e conduziam o aconselhamento com arrogância. Como já foi visto em outros estudos, essas atitudes, o desconforto com o longo tempo de espera ou a qualidade do atendimento fazem com que as MPS recorram a serviços privados ou informais, mesmo quando há tratamento gratuito disponível (53,54).

Doze FSW não voltaram para recolher os resultados dos testes CD4 e outras tiveram medo de revelar o seu estado de VIH aos seus pares (Figura 20). As razões foram o medo de perder clientes ou de ver o seu estado serológico revelado aos clientes por outras TSFs. A sua apreensão em iniciar a TAR pode ser interpretada pelo receio de revelar o seu estado serológico. As FSWs esperam que tomar a medicação seja uma revelação do seu estado. Por conseguinte, as FSWs têm tendência a adiar o início da TARV até ficarem sintomáticas ou verdadeiramente doentes, como se verificou no estudo qualitativo.

Figura 20: Inscrição em cuidados e pré-ART

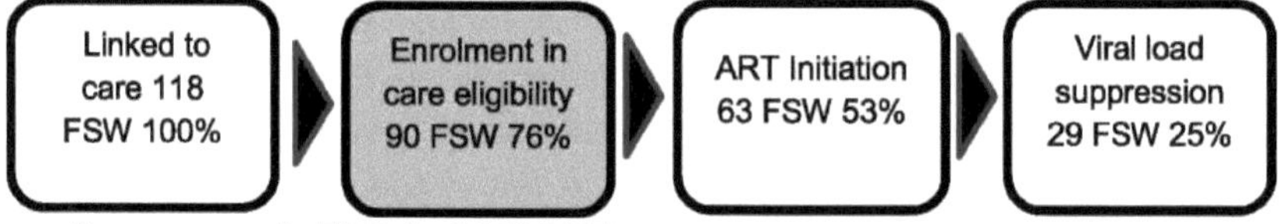

Fonte: Tratamento do VIH da OMS 2013

Terapia antirretroviral: início, retenção e adesão

A rutura de existências de ARV referida no nosso estudo explica-se pela escassez nacional registada nos Camarões entre 2012 e 2013, igualmente documentada por Billong et al. (55) As rupturas de existências de medicamentos também se verificaram noutros contextos africanos

(56, 57). Este facto cria uma grande lacuna na cascata de tratamento, que pode levar a uma resistência aos medicamentos, a uma carga viral elevada e, consequentemente, a um aumento da transmissão.

Além disso, de acordo com os regulamentos do Ministério da Saúde, o DIC do HAPP e as outras OBCs nos Camarões não estão autorizados a fornecer serviços clínicos de VIH, apesar da evidência de que as OBCs fornecem serviços amigáveis às FSW. Os nossos resultados (Figura 21) mostram que as FSW, ao contrário das outras mulheres, enfrentam mais barreiras devido ao seu estatuto marginalizado na sociedade, o que as torna menos capazes de recorrer aos tipos de apoio social e material para aderir ao TARV (58, 59).

Figura 21: Terapia antirretroviral: iniciação, retenção e adesão

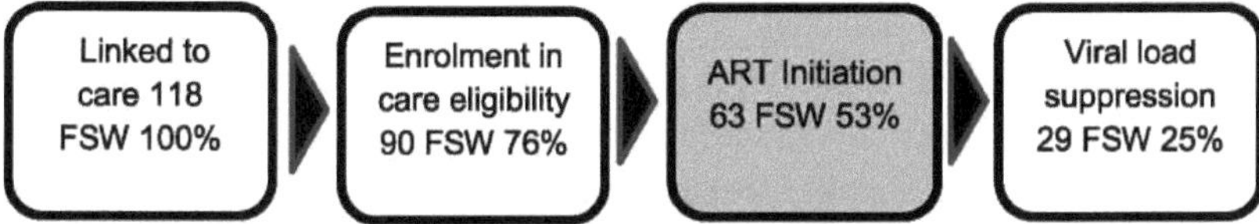

Fonte: Tratamento do VIH da OMS 2013

Supressão da carga viral

O objetivo da TAR é atingir e manter a supressão viral, o que tem benefícios clínicos e de saúde pública. No nosso estudo, entre as 118 FSW ligadas aos cuidados, apenas 25% permaneceram nos cuidados com carga viral suprimida. A proporção de TSF que se desligaram dos cuidados em cada fase da cascata de tratamento é apresentada na Figura 22. Estes números mostram que, embora alguns serviços possam ser acedidos num determinado período de tempo, o acompanhamento regular dos cuidados de VIH entre as TSF é problemático. Muitas delas referiram o consumo de álcool como a principal razão para não se lembrarem de tomar os comprimidos e de comparecer às consultas, para além das outras barreiras já mencionadas.

Figura 22: Supressão da carga viral

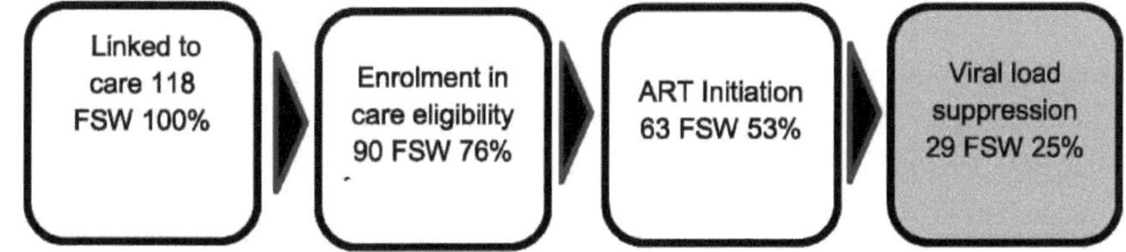

Fonte: Tratamento do VIH da OMS 2013

7.2 Análise da solução

Relatório mensal de progresso da atividade HAPP

A fim de melhorar a qualidade das actividades do programa de relatórios, é necessária formação especializada adicional no trabalho com as prostitutas para o pessoal do DIC, bem como para o pessoal do centro de saúde parceiro. O pessoal da linha da frente do DIC necessita de competências na gestão de dados informáticos. Quanto aos educadores de pares, são necessárias formações de atualização sistemática para dominar os instrumentos de recolha de dados. Estas formações são viáveis e económicas, se forem integradas nas reuniões mensais de rotina dos educadores de pares.

O número de funcionários responsáveis pelas actividades do HAPP no centro de saúde parceiro tem de aumentar de um para quatro. Isto pode exigir recursos adicionais, mas reduzirá a elevada carga de trabalho e melhorará a qualidade da recolha de dados e dos relatórios.

A duplicação de actividades entre o projeto HAPP e o programa da Ronda 10 do Fundo

Global pode ser resolvida através da complementação de acções e do aumento de escala para uma cobertura nacional. É necessário um plano estratégico nacional com mecanismos de coordenação fortes para as intervenções nas FSW. O facto de o Fundo Global ter iniciado as intervenções nas PBC em 2013 é uma indicação do empenho do governo, apesar de o trabalho sexual continuar a ser ilegal no país.

Cobertura dos serviços de proximidade

Para resolver o problema da demissão frequente dos educadores de pares devido a instrumentos de recolha de dados complicados, podem ser propostos instrumentos mais simples e redesenhados. Alguns autores recomendam que os materiais informativos, quando se trabalha com as TSF, devem ser básicos, consistentes, sem juízos de valor e socialmente delicados (60). A importância de instrumentos de monitorização mais simples também foi observada na Índia (61).

A ausência de estimativas fiáveis da dimensão da população de MSF foi o principal problema no cálculo da cobertura do programa. Isto causou a inconsistência entre a cobertura de 80% alcançada nos dois primeiros anos de implementação e a cobertura de 126% em 2013. As estimativas do tamanho da população de MSF poderiam ser utilizadas para atualizar, planear e implementar programas de prevenção do VIH para MSF, estruturando a premissa para a avaliação do impacto e administrando exercícios em áreas com maior necessidade (62). Para colmatar esta lacuna, já está em curso um estudo conduzido pela Johns Hopkins SPH sobre a avaliação da dimensão da população, a triangulação da epidemiologia do VIH e o mapeamento dos serviços de prevenção das PC nos Camarões. As suas conclusões serão reveladoras, uma vez que utilizaram métodos diferentes para calcular as estimativas da população de TSF.

Adoção de IST

Para resolver o problema da baixa adesão às IST, reconsiderámos brevemente o problema, procurámos provas na literatura e analisámos depois a confiança, a viabilidade e a sustentabilidade das soluções propostas. No nosso estudo, os problemas da baixa taxa de utilização dos serviços de IST foram analisados em duas vertentes. A fraca afluência devido às atitudes dos enfermeiros no centro de saúde parceiro e ao facto de serem assintomáticas (uma vez que a maioria das FSW afirmou que só vai à clínica quando está gravemente doente).

No que respeita à primeira questão, alguns modelos de prestação de serviços mostraram efeitos na redução dos obstáculos ao acesso aos serviços por parte das MSF, através da implementação de centros de saúde noturnos (63) ou de serviços e tratamentos de IST de proximidade (64). Além disso, a educação pelos pares demonstrou benefícios na promoção dos serviços de IST, reforçando a utilização correta dos medicamentos para as IST e incentivando as consultas de recuperação entre pares (48, 65). Para aumentar a adesão à estratégia de prestação de serviços, o nosso programa implementaria serviços de proximidade para as IST em pontos críticos, com o apoio de educadores de pares. Isto é viável e mais aceitável para as FSW e pode não exigir pessoal adicional.

No que diz respeito à deteção de infecções assintomáticas, são propostas algumas soluções na literatura. O teste rápido foi eficaz no Benim, onde todas as FSW estavam ansiosas por aguardar os resultados dos testes rápidos de IST, em comparação com as baixas taxas de retorno dos resultados dos testes não rápidos (66). Outros autores argumentam que, devido às baixas taxas de retorno dos resultados do rastreio das IST e à natureza assintomática das IST, o tratamento periódico presuntivo (TPP) poderia ter um papel importante (67, 68). Dados de modelização do Laos, do Benim e da África do Sul mostraram que uma cobertura de TPP de 40% acima de 2 anos evitaria em 20% a incidência do VIH entre as prostitutas (69). Nesta perspetiva, a OMS recomenda o TPP como parte de um pacote alargado de IST para as MSF em contextos de elevada prevalência com instalações de saúde limitadas (70).

No nosso contexto, a julgar pela análise supra, o teste rápido no rastreio da sífilis é viável e deve ser incluído como componente no pacote de IST do HAPP. Este teste será útil para rastrear as infecções assintomáticas sem tomar muito tempo às FSW. No entanto, apesar da eficácia do TPP, esta estratégia não será viável, nem recomendável, no nosso contexto, principalmente devido ao risco de efeitos secundários do TPP, o que exigiria um bom sistema de monitorização e de encaminhamento (ambos inexistentes no nosso contexto).

Embora seja muito importante reforçar a capacidade dos educadores de pares na gestão das IST, para que possam detetar mais cedo os seus pares com sintomas e ligá-los aos serviços, é também imperativo reforçar o sistema de encaminhamento existente com o Centro de Saúde Parceiro. Se ainda não estiver a funcionar, deve ser substituído por qualquer um dos hospitais que as MTS referiram ter solicitado serviços de VIH no estudo qualitativo. Para otimizar este sistema de encaminhamento, deve haver necessidade de institucionalização de estratégias, definição de papéis e supervisão facilitadora para garantir a qualidade dos cuidados.

Distribuição de preservativos

A distribuição de produtos preventivos deve ser melhorada para garantir a sua disponibilidade e acessibilidade constantes às FSW. A distribuição de preservativos faz parte das actividades de rotina da HAPP; no entanto, exigirá um reforço e a atribuição de recursos adicionais para a aquisição de preservativos masculinos, femininos e lubrificantes. Isto obriga a um compromisso claro por parte dos doadores do HAPP e do Estado no sentido de adoptarem uma política de distribuição gratuita de preservativos nos Camarões. Para além da disponibilidade e acessibilidade dos preservativos, os educadores de pares devem continuar a educar os pares sobre os benefícios da utilização correta e sistemática dos preservativos com todos os clientes.

A importância da solução proposta foi observada no Congo, onde o aumento da acessibilidade e da disponibilidade de preservativos em contextos de TSF é obrigatório, a utilização de preservativos entre as TSF foi também associada à sua maior utilização noutros contextos (23). Muitas coortes de observação associaram o aumento da utilização de preservativos à diminuição da incidência ou prevalência de IST entre as TSF e os seus clientes em diferentes países de África, desde o Benim (24), Congo (23), Costa do Marfim (16), Quénia (71) e África do Sul (72).

Pode haver um efeito adicional quando se acrescenta o preservativo feminino à embalagem. Na África do Sul, no Quénia e no Malawi, alguns autores encontraram níveis elevados de aceitabilidade e utilização do preservativo feminino entre as FSW (73). Muitos estudos também sugeriram que a promoção do preservativo mediada pelos pares é particularmente eficaz no apoio ao uso consistente do preservativo (48). Não obstante a promoção e a distribuição, os pares também devem ser capazes de avaliar se as FSW sabem como utilizar os preservativos de forma correta (74).

Cascata de tratamento do VIH

A medida em que as trabalhadoras do sexo se ligam aos cuidados e são mantidas nos mesmos determinará tanto a cobertura como o impacto epidemiológico. No nosso estudo, o número de TSF que fizeram o teste aumentou à medida que o HCT estava a ser realizado nos pontos críticos. Um estudo observou que quase metade das TSF infectadas com VIH só conheciam o seu estado quando estavam grávidas (75)

Existem poucos estudos sobre as taxas de retenção de FSW em programas de TAR. No Burkina Faso (76), um programa de TAR para as FSW alcançou taxas de retenção elevadas. Por outro lado, dois estudos sublinharam que, apesar de ser possível oferecer TAR às FSW, a retenção nos cuidados era baixa (77, 78) e encorajaram a complementar as intervenções com outras actividades de comunicação e apoio à mudança de comportamento. No nosso contexto, isto é viável porque a BCC é uma atividade contínua no âmbito do programa HAPP, em que os educadores de pares formados (através de comunicações interpessoais) estão a melhorar o comportamento de procura de cuidados de saúde dos seus pares. O grupo de apoio contínuo do HAPP também seria utilizado como ponto de entrada, oferecendo serviços de apoio e aconselhamento de adesão aos pares pelos conselheiros psicossociais do DIC. Os conselheiros poderiam também reforçar a utilização de telemóveis para lembretes e aconselhamento sobre a adesão, uma vez que todas as FSW registadas no programa HAPP indicaram um número de telefone. No entanto, é necessária mais formação para melhorar a qualidade dos cuidados e para reforçar as actividades dos grupos de apoio. Também se observou em muitos contextos que a importância do apoio à adesão, como o aconselhamento e as actividades de grupos de apoio, é necessária tanto para a população em geral (79) como para as PC (76)

É necessário abordar as barreiras apontadas pelas FSWs para diminuir o estigma e aumentar a aceitabilidade e o acesso aos serviços de saúde. Devem ser apoiadas por intervenções que abordem os factores económicos e socioculturais que promovem a vulnerabilidade das FSW ao VIH (80), tal como observado no Uganda. Isto é exequível nos Camarões; mesmo que o apoio externo seja limitado, os membros do grupo de apoio devem ser dotados de competências que lhes permitam criar oportunidades económicas. Diminuir ou eliminar as taxas de utilização e outros obstáculos económicos aos cuidados de saúde para estas mulheres pode também melhorar significativamente a adesão à TAR.

Outro problema identificado é a violência sexual contra as FSW. As partes interessadas e os agentes da autoridade devem ser envolvidos na abordagem dos riscos de violência sexual entre as FSW. Além disso, o HAPP deve incluir a profilaxia pós-exposição (PEP) no pacote mínimo de serviços. Os serviços de VIH no centro de saúde parceiro devem ser integrados nos serviços de planeamento familiar e de saúde reprodutiva. Estas medidas podem aumentar consideravelmente a aceitação dos cuidados e do tratamento do VIH entre as prostitutas.

Foi relatado em vários países que a descentralização dos serviços de TARV leva a um aumento das inscrições e da retenção nos cuidados. Apesar das provas, nos Camarões isso não é possível porque as ONG e as OBC não estão autorizadas a prestar serviços clínicos de VIH. Por conseguinte, os serviços de referência dos centros de saúde parceiros têm de ser reforçados para evitar o elevado desgaste registado no nosso contexto.

Enquanto os programas de TARV estão a aumentar nos Camarões com a Ronda 10 do Fundo Mundial, é importante começar a abordar a sustentabilidade a longo prazo da TARV. Assim, seria necessário que o projeto HAPP fosse integrado no programa do Fundo Mundial, de modo a evitar a escassez periódica de ARVs. Isto resolverá alguns dos problemas que a população do nosso estudo enfrentava anteriormente.

CAPÍTULO 8

8 Conclusões e recomendações gerais

As barreiras enfrentadas pelas FSW podem levar a uma baixa adesão aos serviços de prevenção, cuidados e apoio ao VIH, mesmo quando estes serviços são prestados gratuitamente. Isto afectará não só os resultados de cada TSF, mas também aumentará a carga viral e a transmissão do VIH na comunidade. As limitações económicas, as taxas de utilização, os comportamentos de procura de saúde e o estigma e a discriminação podem funcionar como potenciais obstáculos à utilização dos serviços pelas FSW. Com base nos dados da literatura, podem ser propostas possíveis intervenções para ultrapassar estes obstáculos.

Ao nível da prestação de cuidados de saúde, a má relação entre o prestador de cuidados de saúde e o doente e a elevada carga de trabalho foram referidos como obstáculos ao acesso aos cuidados de saúde. Os serviços de saúde devem ser disponibilizados, acessíveis e aceitáveis para as FSW, com base nos princípios da prevenção do estigma, da não discriminação e do direito à saúde. Além disso, é necessário um sistema de referenciação mais forte para prestar serviços preventivos e cuidados de saúde adequados às FSW.

A nível da programação, as actividades comuns entre programas devem ser integradas, a fim de evitar a duplicação de tarefas e a utilização adequada dos recursos. Os objectivos e indicadores do programa devem ser reformulados quando estiverem disponíveis estimativas de dimensão melhoradas. As intervenções que respondem às necessidades das populações-chave devem ser incluídas no programa, por exemplo, o diagnóstico baseado em testes rápidos e o fornecimento constante e gratuito de preservativos. O papel dos centros de acolhimento e dos educadores de pares foi identificado como um bom mecanismo de prevenção do VIH e de apoio psicossocial às prostitutas. Recomenda-se o reforço das suas actividades, a fim de fornecer informações de qualidade.

Lista de referências

1. Boletim da Organização Mundial de Saúde (OMS): http://www.who.int/gho/hiv/en/
2. ONUSIDA. Relatório global: Relatório da ONUSIDA sobre a epidemia mundial de SIDA. UNAIDS/I0.11EjJC1958E. Geneva: UNAIDS; 2013.
3. Mathers BM, Degenhardt L, Ali H, et al. Serviços de prevenção, tratamento e cuidados do VIH para pessoas que injectam drogas: uma análise sistemática da cobertura global, regional e nacional. Lancet 2010; 375: 1014-28.
4. Baral S, Sifakis F, Cleghorn F, Beyrer C. Elevated risk for HIV infection among men who have sex with men in low- and middle-income countries 2000-2006: a systematic review. PLoS Med 2007; 4: e339.
5. Fox MP, Sanne IM, Conradie F, Zeinecker J, Orrell C, Ive P, et al. O início da terapia antirretroviral em pacientes com contagens de células CD4 superiores a 200

células/microl está associado a melhores resultados de tratamento na África do Sul. AIDS 2010 Aug 24;24(13):2041-50.

6. Walensky RP, Wolf LL, Wood R, Fofana MO, Freedberg KA, Martinson NA, et al. When to start antiretroviral therapy in resource-limited settings (Quando iniciar a terapia antirretroviral em contextos de recursos limitados). Ann Intern Med 2009 Aug 4; 151(3): 157-66.
7. Marcellin F, Bonono CR, Blanche J, Carrieri MP, Spire B, Koulla-Shiro S. Maior risco de sexo não seguro e qualidade de vida prejudicada entre os pacientes que não recebem terapia antirretroviral nos Camarões: resultados do inquérito EVAL (ANRS 12-116). SIDA 2010 Jan;24 Suppl LS17-S25.
8. Cohen MS, Chen YQ, McCauley M, Gamble T, Hosseinipour MC, Kumarasamy N, et al. Prevenção da infeção pelo VIH-1 com terapia antirretroviral precoce. N Engl J Med 2011 Aug ll;365(6):493-505.
9. Cohen MS, Muessig KE, Smith MK, Powers K, Kashuba AD. Agentes antivirais e prevenção do VIH: controvérsias, conflitos e consensos. SIDA 2012 abril 12.
10. Gardner EM, McLees MP, Steiner JF, Del RC, Burman WJ. The spectrum of engagement in HIV care and its relevance to test-and-treat strategies for prevention of HIV infection [O espetro do envolvimento nos cuidados do VIH e a sua relevância para as estratégias de testar e tratar para a prevenção da infeção pelo VIH]. Clin Infect Dis 2011 Mar 15;52(6):793-800.
11. Prinja S, Bahuguna P, Rudra S, Gupta I, Kaur M, Mehendale SM, et al. Cost effectiveness of targeted HIV prevention interventions for female sex workers in India [Custo-eficácia das intervenções de prevenção do VIH dirigidas às trabalhadoras do sexo na Índia]. Sex Transm Infect 2011 Jun;87(4):354-61.
12. Boyles S. Decline in HIV reported among young males in Thailand. AIDS Wkly 1995 Oct 16; 15.
13. Simonsen JN et al. Infeção pelo VIH entre prostitutas de estratos socioeconómicos mais baixos em Nairobi. AIDS, 1990,4(2): 139-144.
14. Nzila N et al. HIV and other sexually transmitted diseases among female prostitutes in Kinshasa. AIDS, 1991, 5(6):715-721.
15. Hunt CW. Trabalho migrante e doenças sexualmente transmissíveis: SIDA em África. Jornal de Saúde e Comportamento Social, 1989, 30(4):353-373.
16. Ghys PD et al. Increase in condom use and decline in HIV and sexually transmitted diseases among female sex workers in Abidjan, Cote d'Ivoire, 1991-1998. AIDS, 2002, 16(2):251-258.
17. Vuylsteke B et al. Elevada prevalência de VIH e de infecções sexualmente transmissíveis entre os trabalhadores do sexo masculino em Abidjan, Costa do Marfim: necessidade de serviços adaptados às suas necessidades. Infecções Sexualmente Transmissíveis, 2012, 11 de fevereiro de 2012; doi: 10.1136/sextrans-2011-050276
18. Mosoko JJ, Macauley IB, Zoungkanyi AC, Bella A, Koulla-Shiro S. Infeção pelo vírus da imunodeficiência humana e factores associados em subgrupos específicos da população nos Camarões. AIDS Behav 2009,13:277-287.

19. Baral S et al. Burden of HIV among female sex workers in low-income and middleincome countries: a systematic review and meta-analysis [Carga do VIH entre trabalhadoras do sexo em países de baixo e médio rendimento: uma revisão sistemática e meta-análise]. Lancet Infectious Diseases, 15 de março de 2012; doi:10.10.16/S1473-3099(12)70066-X.
20. Gragnic G et al. HIV-1 and HIV-2 seropositivity among female sex workers in the Tenere Desert, Niger.Transactions of the Royal Society of Tropical Medicine and Hygiene, 1998, 92(1):29.
21. Mgone CS et al. Human immunodeficiency virus and other sexually transmitted infections among female sex workers in two major cities in Papua New Guinea. Sexually Transmitted Diseases, 2002, 29(5):265-270.
22. Morison L et al. Commercial sex and the spread of HIV in four cities in sub-Saharan Africa (Sexo comercial e a propagação do VIH em quatro cidades da África Subsariana). SIDA, 2001, 15 (Suplemento 4):S61-S69.
23. Laga M, Alary M, Nzila N, Manoka AT, Tuliza M, Behets F, et al. Promoção do preservativo, tratamento das doenças sexualmente transmissíveis e declínio da incidência da infeção pelo VIH-1 nas trabalhadoras do sexo da Zaire. Lancet. 1994;344(8917):246-8.
24. Alary M et al. Decline in the prevalence of HIV and sexually transmitted diseases among female sex workers in Cotonou, Benin, 1993-1999. AIDS, 2002, 16(3):463-470.
25. Ghys PD et al. Effect of interventions to control sexually transmitted disease on the incidence of HIV infection in female sex workers. AIDS, 2001, 15(11): 1421-1431.
26. Grupo de Trabalho sobre a Prevenção Global do VIH. Bringing HIV prevention to scale: an urgent globalpriority.June2007.Availableat:http://www.globalhivprevention.org/pdfs/PWG HIV_prevention_report_FINAL.pdf (acedido em 06 de junho de 2012).
27. Over C. Sex workers: part of the solution. Uma análise dos programas de prevenção do VIH para evitar a transmissão do VIH durante o sexo comercial nos países em desenvolvimento. Organização Mundial de Saúde; 2002.
28. ONUSIDA. Relatório da ONUSIDA sobre a epidemia mundial de SIDA: 2010. Genebra: Nações Unidas, 2010.
29. OMS, ONUSIDA, UNICEF. Towards universal access: scaling up priority HIV/ AIDS interventions in the health sector: progress report. 2009. Disponível em: http://www.who.int/hiv/pub/tuapr 2009 en.pdf
30. ONUSIDA. Nota de orientação sobre o VIH e o trabalho sexual. Genebra, ONUSIDA, atualizado em 2012.
31. McClelland L, Wanje G, Kashonga F, Kibe L, McClelland RS, Kiarie J, et al. Compreender o contexto do comportamento de risco do VIH entre trabalhadoras do sexo e clientes de bares masculinos seropositivos e seronegativos após a implementação da terapia antirretroviral em Mombaça, Quénia. AIDS Educ Prev 2011 Aug;23(4):299-312.
32. Ministério da Saúde Pública. Estratégia do sector da saúde 2001-2015. Yaoundé;

2009.

33. Comissão Nacional de Controlo da SIDA. Plano estratégico nacional para o VIH, a SIDA e as IST: 2011-2015. Yaoundé; 2010
34. Organização Mundial de Saúde. Conta Nacional de Saúde, Camarões. Genebra: Organização Mundial da Saúde; 2012.
35. Instituto Nacional de Estatística, Programa Nacional de Controlo da SIDA. Inquérito Nacional de Saúde e Demografia. Yaoundé; 2011
36. Comité Nacional de Controlo da SIDA. Relatório anual do programa nacional de controlo da SIDA nos Camarões, 2010. Yaoundé; 2011.
37. Ryan KA, Roddy RE, Zekeng L, Weir SS, Tamoufe U. Characteristics associated with prevalent HIV infection among a cohort of sex workers in Cameroon. Infecções sexualmente transmissíveis. 1998;74(2): 131 -5.
38. Carael M, Slaymaker E, Lyerla R, Sarkar S. Clients of sex workers in different regions of the world: hard to count. Sex Transm Infect 2006,82 Suppl 3:iii26-33
39. ONUSIDA. Nota de orientação sobre o VIH e o trabalho sexual. Genebra, ONUSIDA, atualizado em 2012. Disponível em:http://www.unaids.org/en/media/unaids/ contentassets/documents/unaids publication/2009/JC2306_UNAIDSguidance-note-HIV-sex-work_en.pdf (acedido em 06 de junho de 2012).
40. Baral, S, Logie, C, Grosso, A, Wirtz, A, & Beyrer C: Modelo ecológico social modificado: uma ferramenta para orientar a avaliação dos riscos e contextos de risco das epidemias de VIH. BMC Public Health, 2013(1), 482. doi: 10.1186/1471-2458-13-482
41. Wellings K, Collumbien M, Slaymaker, E, Singh, S, Hodges Z, Patel D, et al: Sexual behaviour in context: a global perspective.2006. Lancet, 368(9548), 1706-1728.
42. ONUSIDA. Princípios-chave "Three Ones". 2004. http://data.unaids.org/UNA-docs/Three-Ones KeyPrinciples en.pdf (acedido em 26 de novembro de 2009).
43. Verma R, Shekhar A, Khobragade S, Adhikary R, George B, Ramesh BM, et al. Scale-up and coverage of Avahan: a large-scale HIV-prevention programme among female sex workers and men who have sex with men in four Indian states. Sex Transm Infect 2010;86 Suppl I:i76-i82.
44. Kruse N et al. Participatory mapping of sex trade and enumeration of sex workers using capture-recapture methodology in Diego-Suarez, Madagascar. Sexually Transmitted Diseases, 2003, 30:664-670.
45. Mukenge-Tshibaka L, Alary M, Lowndes CM, Van Dyck E, Guedou A, Geraldo N, et al. Diagnóstico sindrómico versus diagnóstico laboratorial de infecções do colo do útero entre trabalhadoras do sexo no Benim: implicações da não comparência a consultas de retorno. Sex Transm Dis. 2002;29(6):32430.
46. Semini I, Batona G, Lafrance C, Kessou L, Gbedji E, Anani H, et al. Implementing for results: program analysis of the HIV/STI interventions for sex workers in Benin. AIDS Care. 2013;25 Suppl l:S30-9.
47. Meekers D, Van Rossem R. Explaining inconsistencies between data on condom use and condom sales. BMC Health Services Research 2005;5:5.

48. Luchters S, Chersich MF, Rinyiru A, Barasa MS, King'ola N, Mandaliya K, et al. Impacto de cinco anos de intervenções mediadas por pares no comportamento sexual e nas infecções sexualmente transmissíveis entre trabalhadoras do sexo em Mombaça, Quénia. BMC Public Health. 2008;8:143.
49. Foss AM, Hossain M, Vickerman PT, Watts CH. A systematic review of published evidence on intervention impact on condom use in sub-Saharan Africa and Asia (Uma revisão sistemática das provas publicadas sobre o impacto da intervenção na utilização de preservativos na África Subsariana e na Ásia). Sex Transm Infect. 2007;83(7):5106.
50. Ghimire L, Smith W, Van Teijlingen E: Utilisation of sexual health services by female sex workers in Nepal [Utilização de serviços de saúde sexual por trabalhadoras do sexo no Nepal]. BMC Health Serv Res 2011,11:79.
51. Beattie TSH, Bhattacharjee P, Suresh M, Isac S, Ramesh BM, Moses S: Personal, interpersonal and structural challenges to accessing HIV testing, treatment and care services among female sex workers, men who have sex with men and transgenders in Karnataka state, South India [Desafios pessoais, interpessoais e estruturais ao acesso a serviços de despistagem, tratamento e cuidados do VIH entre trabalhadoras do sexo, homens que têm sexo com homens e transgéneros no estado de Karnataka, Sul da Índia]. J Epidemiol Community Health 2012, 66:ii42-ii48
52. Ngo AD, Ratliff EA, McCurdy SA, Ross MW, Markham C, Pham HTB: Saúde comportamento de procura de infecções sexualmente transmissíveis e testes de VIH entre trabalhadoras do sexo no Vietname. AIDS Care 2007, 19:878-887
53. Evans C, Lambert H: Health-seeking strategies and sexual health among female sex workers in urban india: implications for research and service provision. Soc Sei Med 1997, 44:1791-1803
54. Vuylsteke B, Semde G, Sika L, Crucitti T, Ettiegne Traore V, Buve A, et al: HIV and STI prevalence among female sex workers in Cote d'Ivoire: Why targeted prevention programs should Be continued and strengthened. PLoS One 2012, 7:e32627.
55. Billong SC, Fokam J, Nkwescheu AS, Kembou E, Milenge P, Tsomo Z, et al. Indicadores de alerta precoce para a resistência aos medicamentos contra o VIH nos Camarões durante o ano de 2010. PLoS One 2012;7(5):e36777.
56. Eholie SP, Tanon A, Polneau S, Ouiminga M, Djadji A, Kangah-Koffi C, et al. Adesão no terreno à terapia antirretroviral altamente ativa em adultos infectados pelo VIH em Abidjan, Costa do Marfim. J Acquir Immune Defic Syndr 2007 Jul l;45(3):355-8.
57. Muhamadi L, Nsabagasani X, Tumwesigye MN, Wabwire-Mangen F, Ekstrom AM, Peterson S, et al. Cuidados pré-anti-retrovirais inadequados, falta de medicamentos anti-retrovirais e estigma: desafios políticos/obstáculos às novas recomendações da OMS para o início mais precoce da terapia antirretroviral (CD<350 células/microL) no leste do Uganda. Health Policy 2010 Oct;97(2-3): 187-94.
58. Ware NC, Idoko J, Kaaya S, Biraro IA, Wyatt MA, Agbaji O, et al: Explaining adherence success in Sub-Saharan Africa: an ethnographic study [Explicando o sucesso da adesão na África Subsariana: um estudo etnográfico]. PLoS Med 2009, 6:el000011.

59. Skovdal M, Campbell C, Nhongo K, Nyamukapa C, Gregson S: Contextual and psychosocial influences on antiretroviral therapy adherence in rural Zimbabwe: towards a systematic framework for programme planners. Int J Health Plann Manage 2011,26:296-318
60. Kayembe PK, Mapatano MA, Busangu AF, Nyandwe JK, Musema GM, Kibungu JP, et al. Determinantes da utilização consistente de preservativos entre as trabalhadoras do sexo na República Democrática do Congo: implicações para as intervenções. Sex Transm Infect. 2008;84(3):2026.
61. Piot, P (2010) Setting new standards for targeted HIV prevention: the Avahan initiative in India [Estabelecer novos padrões para a prevenção orientada do VIH: a iniciativa Avahan na Índia]. Infecções sexualmente transmissíveis, 86 Suppl 1. il-2. ISSN 1368-4973
62. 0dek WO, Githuka GN, Avery L, Njoroge PK, Kasonde L, Gorgens M et al. Estimar a dimensão da população de trabalhadoras do sexo no Quénia para informar a programação da prevenção do VIH PLoS One. 2014 Mar 3;9(3):e89180.
63. Lafort Y, Geelhoed D, Cumba L, Lazaro CD, Delva W, Luchters S, et al. Serviços de saúde reprodutiva para populações com alto risco de VIH: desempenho de uma clínica nocturna na província de Tete, Moçambique. BMC Health Serv Res.2010;10:144.
64. Stadler J, Delany S. The 'healthy brothel': the context of clinical services for sex workers in Hillbrow, South Africa. Cult Health Sex. 2006;8(5):451 64
65. Morin D, Godin G, Alary M, Sawadogo MR, Bernier M, Khonde N, et al. Satisfação com os serviços de saúde para as IST, VIH e SIDA entre uma população de alto risco na África Ocidental. AIDS Care. 2008;20(3):388 94.
66. Mukenge-Tshibaka L, Alary M, Lowndes CM, Van Dyck E, Guedou A, Geraldo N, et al. Diagnóstico sindrómico versus diagnóstico laboratorial de infecções do colo do útero entre trabalhadoras do sexo no Benim: implicações da não comparência a consultas de retorno. Sex Transm Dis. 2002;29(6):324-30.
67. Steen R, Chersich M, de Vlas SJ. Tratamento periódico presuntivo de infecções sexualmente transmissíveis curáveis entre trabalhadores do sexo: experiência recente de implementação. Curr Opin Infect Dis. 2012;25(l): 100-6.
68. Steen R, Chersich M, Gerbase A, Neilsen G, Wendland A, Ndowa F, et al. Periodic presumptive treatment of curable sexually transmitted infections among sex workers: a systematic review. AIDS. 2012;26(4):437-45.
69. Vickerman P, Ndowa F, O'Farrell N, Steen R, Alary M, Delany-Moretlwe S. Using mathematical modelling to estimate the impact of periodic presumptive treatment on the transmission of sexually transmitted infections and HIV among female sex workers. Sex Transm Infect. 2010;86(3):163-8.
70. OMS. Periodic presumptive treatment for sexually transmitted infections: experience from the field and recommendations for research. Genebra: OMS; 2008.
71. Kaul R, Kimani J, Nagelkerke NJ, Fonck K, Keii F, MacDonald KS, et al. Redução do risco de contrair o VIH e baixa incidência de VIH após inscrição e aconselhamento sobre redução de riscos num ensaio de prevenção de doenças sexualmente

transmissíveis em Nairobi, Quénia. J Acquir Immune Defic Syndr. 2002;30(l):69-72

72. Steen R, Vuylsteke B, DeCoito T, Ralepeli S, Fehler G, Conley J, et al. Evidence of declining STD prevalence in a South African mining community following a coregroup intervention (Evidência de declínio da prevalência de DST numa comunidade mineira sul-africana após uma intervenção de grupo central). Sex Transm Dis. 2000;27(l):l-8.
73. Thomsen SC, Ombidi W, Toroitich-Ruto C, Wong EL, Tucker HO, Homan R, et al. Um estudo prospetivo que avalia os efeitos da introdução do preservativo feminino numa população de trabalhadores do sexo em Mombaça, Quénia. Sex Transm Infect. 2006;82(5):397-402.
74. Mukenge-Tshibaka L, Alary M, Geraldo N, Lowndes CM. Utilização incorrecta do preservativo e rutura frequente entre as trabalhadoras do sexo e os seus clientes. Int J STD AIDS. 2005;16(5):345-7.
75. Adu-Oppong A, Grimes RM, Ross MW, Risser J, Kessie G. Social and behavioral determinants of consistent condom use among female commercial sex workers in Ghana. AIDS Educ Prev. 2007; 19(2): 160-72.
76. Huet C, Ouedraogo A, Konate I, Traore I, Rouet F, Kabore A, et al. Resultados virológicos, imunológicos e de mortalidade a longo prazo numa coorte de trabalhadoras do sexo infectadas pelo VIH tratadas com terapia antirretroviral altamente ativa em África. BMC Public Health 2011;11:700.
77. Diabate S, Zannou D M, Geraldo N, Chamberland A, Akakpo J, Ahouada C, et al. Antiretroviral therapy among HIV-1 infected Female Sexworkers in Benin: A Comparative Study with Patients from General population (Um estudo comparativo com pacientes da população geral). World J AIDS. 2011; 1: 94-9.
78. Vuylsteke B, Semde G, Auld A, Sabatier J, Kouakou J, Traore V, et al. Taxa de retenção de trabalhadores do sexo em tratamento antirretroviral na Cote d'lviore. Resumo da 16ª Conferência da ICASA; 4-8 de dezembro de 2011; Adis Abeba, Etiópia. 2012.
79. Achieng L, Musangi H, Ong'uti S, Ombegoh E, Bryant L, Mwiindi J, et al. Uma comparação de coorte observacional dos facilitadores da retenção nos cuidados e da adesão à terapia anti-eetroviral num centro de tratamento do VIH no Quénia. PLoS One 2012;7(3):e32727.
80. Talisuna-Alamo S, Colebunders R, Ouma J, Sunday P, Ekoru K, Laga M, et al. O apoio socioeconómico reduz a não retenção num programa abrangente de terapia antirretroviral de base comunitária no Uganda. J Acquir Immune Defic Syndr 2012 Abr I;59(4):e52-e59.

Anexos

Anexo 1: Guia de entrevista para trabalhadoras do sexo

JOHNS HOPKINS BLOOMBERG SCHOOL OF PUBLIC HEALTH

INTERVIEW GUIDE

Interview Guide for Sex Workers (SWs)

USAID/WESTAFRICA Field Support to Research to Prevention (R2P)

PI: Dr. Stefan Baral
Local PI: Mat LeBreton

Study Title: Assessing Population Size, Triangulating HIV Epidemiology, and Mapping of Prevention Services of Most-at-Risk Populations (MARPs) in Cameroon

IRB No.: IRB00004257

ELIGIBILITY CRITERIA

1.	Age (18 years or older)	Y / N
2.	Born female	Y / N
3.	Has resided in Cameroon for the last 3 months	Y / N
4.	Has exchanged sex for money within the last 12 months and more than half of her annual income comes from selling sex	Y / N
5.	Has provided verbal informed consent to participate in the study	Y / N
6.	Has provided consent to record interview	Y / N
7.	Participant ID code	
8.	Interviewer ID code	

INTRODUCTION & INSTRUCTIONS FOR INTERVIEWER

- Welcome and thank participant.
- Seat participant, make sure they are comfortable, and offer water or refreshments.
- Introduce self (interviewer).
- Proceed to "Oral Consent Script for In-Depth Interview with Sex Workers (SWs)".
- Questions, suggestions, thanks.
    - *Thank you for talking to us today. Do you have any questions for me before we begin? Great. Let's get started.*

INTERVIEW GUIDE

Please remember, you may feel free to refuse to respond to any question you do not feel comfortable answering. Or, if you are not comfortable discussing your own experiences, you are welcome to tell me about the experiences of sex workers in general.

A. General Situation

1. Please tell me about what sex work is like here in this area.

   Probes:
   - How do people identify as sex workers (if at all)?
   - Can you describe different types or groups of sex work? Are there different characteristics between sex workers involved with these different types or groups you mention?
   - Can you describe the organization structure(s) of sex work?
   - Who manages sex work? Who is involved in the sex work? Can you describe any person involved other than those selling or buying sex?
   - Where/what types of places do women sell sex?
   - Can you describe the relationship sex workers have with each other?
   - To what extent do sex workers help each other? Compete with each other? Trust each other? Communicate with each other? Can you give me examples?
   - Can you describe in general the life of a sex worker?

2. What are the main concerns and challenges for sex workers in Cameroon?

   Probes:
   - How are sex workers perceived by the general community?
   - Is there discrimination or stigma in the general community about sex workers?
   - How do laws or policies about sex work affect these women?
   - Can you describe any changes in the social situation for sex workers over time? What are some reasons for this change?
   - Can you describe any changes in sex work seasonality? What are some reasons for this change?

3. Please tell me a little about what types of services or programs exist for sex workers in Cameroon.

   Probes:
   - What kind of treatment access, care/ support, and/or other types of network and support programs are available for sex workers?
   - Which ones are accessed by sex workers?
   - Which ones are not accessed by sex workers? For what reasons?

B. Family and Livelihood

Next, I would like to learn a little bit more about you. I will start with some easy questions about your education and family life.

4. Please tell me about your education.

   Probes:
   - What is the highest level of education that you completed? (ex. homeschooled, literary classes, primary school, secondary school, university)

Participant ID: Date:

Anexo 2: Comunicação de aprovação

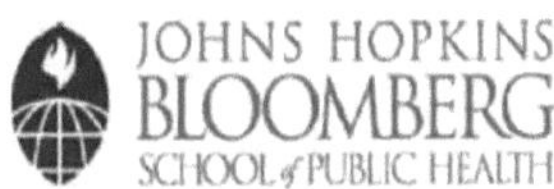

FWA #00000287

JHSPH Institutional Review Board Office
Institutional Review Boards

615 N. Wolfe Street / Suite E1100
Baltimore, Maryland 21205
Office Phone: (410) 955-3193
Toll Free: 1-888-262-3242
Fax Number: (410) 502-0584
E-mail Address: irboffice@jhsph.edu
Website: www.jhsph.edu/irb

AMENDMENT APPROVAL NOTICE

EXPEDITED REVIEW

Date: January 23, 2014

To: Stefan Baral, MD
Department of Epidemiology

From: Joanne Katz, ScD
Chair, IRB-FC

Re: **Study Title:** "HIV Prevention for Populations at Risk in Cameroon"
IRB No: 00004257

The JHSPH IRB received the amendment request described below on **January 15, 2014**. The IRB reviewed and approved this request on **January 17, 2014.**

This amendment approval is:

- To add Rogan Taboko Nyenti as a student investigator to the study team.

As a reminder, no other changes to this study may be implemented without prior JHSPH IRB review and approval.

The action taken on this study does not change the IRB expiration date, which remains **October 1, 2014.**

If you have any questions regarding this action, please contact the JHSPH IRB Office at (410) 955-3193 or via email at irboffice@jhsph.edu.

JK/rch

JHSPH IRB Amendment Approval – Expedited Review
Version #4, 3Mar10

Anexo 3: Ferramenta de recolha de dados sobre educação pelos pares

HIV/AIDS PREVENTION PROGRAM (HAPP)
INTERPERSONAL COMMUNICATION (IPC) – SMALL GROUP TALK ACTIVITY FORM (SGTAF)

1. CBO AND PEER EDUCATOR IDENTIFICATION

1.1 Name of the peer educator: ____________ 1.2 CBO: ____________

1.3 Date of the activity: ____________ 1.4 Site: ____________ 1.5 SGTAF N°: ____________

2. INFORMATION ABOUT THE PARTICIPANTS IN THE SESSION

2.1 Total number of participants: ____________ 2.2 Number of first time participants: ____________

2.3 For the **first time participants**, provide the following data:

	Male			Female		Other (e.g. transgender)		
	MSM	CSW	Other	CSW	Other	MSM	CSW	Other
< 15 years								
≥15 ≤24 years								
25 years +								
Undeclared								

3. THEMES DISCUSSED

3.1 Theme of the SGT (tick all that apply):

☐ HIV/AIDS prevention ☐ STI ☐ Risk behaviors
☐ Condom use ☐ Lubricants ☐ Available services
☐ Other (provide details): ____________

3.2 Main questions or issues raised by the participants
1. ____________
2. ____________

3.3 Themes to be developed during next SGT with same participants
1. ____________
2. ____________

4. REFERRALS

4.1 Number of participants referred to:

Indicate the referral ticket number for each participant next to his/her code on the attendance list

Service	Number	Comments
☐ Individual counseling		
☐ Expert support		
☐ Health center		
☐ Social worker		
☐ Other (specify)		

5. DISTRIBUTION OF IEC MATERIALS

HIV/STI Prevention, Condom Promotion		SRH		Positive Living	
Poster	Leaflet	Poster	Brochure	Poster	Brochure

PMTCT	Condom use	Services information			Event announcement	
Leaflet	Leaflet	Poster	Leaflet	Sticker	Poster	Leaflet

6. DISTRIBUTION OF PREVENTION PRODUCTS

Condoms		Lubricant gel	Other (please specify)		
Male	Female				

7. ADDITIONAL INFORMATION (if any)

Prepared by:

Peer educator or counselor

Reviewed by:

Community mobilization officer

Date

HIV/AIDS PREVENTION PROGRAM (HAPP)

INTERPERSONAL COMMUNICATION (IPC) – SMALL GROUP TALK ATTENDANCE LIST (SGTAL)

1. CBO AND PEER EDUCATOR IDENTIFICATION

1.1 Name of the peer educator: ______________________ 1.2 CBO: ______________________

1.3 Date of the activity: ______________________ 1.4 Site: ______________________ 1.5 SGTAL N°: ________

2. LIST OF ATTENDING PARTICIPANTS

N°	NAME & SURNAME (client's code if assigned)	SEX (tick only one)			AGE (tick only one)			TARGET GROUP (tick only one)			PARTICIPATION (tick only one)		TELEPHONE NUMBER & e-mail if available	SIGNATURE
		M	F	other	<15 yrs	≤ 15 ≥ 24 yrs	25+ yrs	MSM	CSW	other	Returning	New		
1		☐	☐	☐	☐	☐	☐	☐	☐	☐	☐	☐		
2		☐	☐	☐	☐	☐	☐	☐	☐	☐	☐	☐		
3		☐	☐	☐	☐	☐	☐	☐	☐	☐	☐	☐		
4		☐	☐	☐	☐	☐	☐	☐	☐	☐	☐	☐		
5		☐	☐	☐	☐	☐	☐	☐	☐	☐	☐	☐		
6		☐	☐	☐	☐	☐	☐	☐	☐	☐	☐	☐		
7		☐	☐	☐	☐	☐	☐	☐	☐	☐	☐	☐		
8		☐	☐	☐	☐	☐	☐	☐	☐	☐	☐	☐		
9		☐	☐	☐	☐	☐	☐	☐	☐	☐	☐	☐		
10		☐	☐	☐	☐	☐	☐	☐	☐	☐	☐	☐		

Prepared by: Peer educator or counselor ______________ Reviewed by: Community mobilization officer ______________ Date:

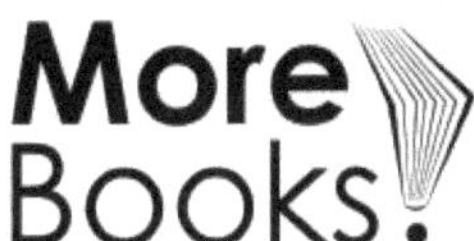
More
Books!

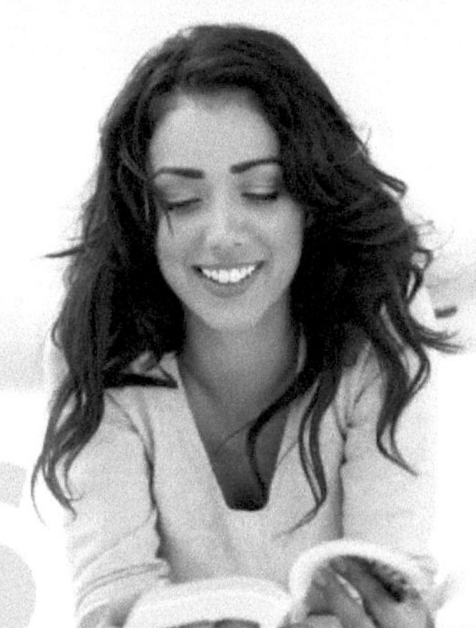

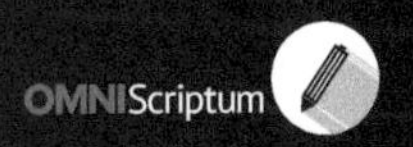
OMNIScriptum

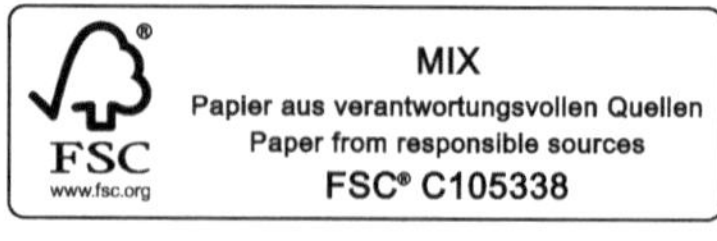

Printed by Books on Demand GmbH, Norderstedt / Germany